"十二五"职业教育国家规划教材立项

职业院校"双证书"课题实验教材
人力资源和社会保障部职业技能鉴定中心 指导编写

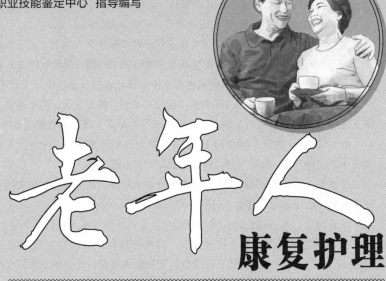

老年人
康复护理
LAONIANREN KANGFU HULI

朱小棠　井明鑫◎主　编

张艳明　徐凌娇　张文玉◎副主编

U0195632

海洋出版社

2017年·北京

内容简介

本书依据教育部 2014 年正式颁布的《老年人服务与管理专业教学标准》编写，突出职业特色，强调实际动手操作能力培养，强化职业态度、职业素养培育。

主要内容：本书结合养老护理员国家职业技能标准要求编写，共分为 5 个模块：为老年人进行功能锻炼，为老年人进行体位转移，带领老年人进行康乐活动，为老年性痴呆老年人进行康复护理，老年人辅助器具康复护理。每个模块根据内容安排设置具体的任务。全书充分考虑读者特点，采用通俗的语言，以实际案例的形式将相关知识和技能展开介绍，图文并茂，简单易懂，操作性极强。本教材考虑到养老服务人员服务对象为老年人，在内容编写中着重强调了养老护理员职业素质及人文关怀的培养。

本书特色：1.由 5 个模块构成，每个模块中包括若干任务，每个任务都以实际案例为中心，通过情景导入、问题讨论、知识学习、操作步骤、实训演练、拓展学习、能力测评等环节形成有职业特色的完整教学体系；2.所有案例都来自养老服务行业第一线，具有典型性和实用价值；3.将职业态度和产业文化融入每个教学任务，这是本书的一大亮点。

读者对象：本书适合职业院校老年人服务与管理专业及相近专业学生作为教材使用。由于该专业教学标准涵盖了《国家职业技能标准：养老护理员》（2011 年修订版）和《国家职业标准：秘书》（2006 年版），因此本书也适合养老机构和社会培训机构作为培训教材使用。本书也适合老年人家属或其照护人员学习与参考。

图书在版编目(CIP)数据

老年人康复护理/ 朱小棠，井明鑫主编. —北京：海洋出版社，2015.4（2023.8 重印）

ISBN 978-7-5027-9117-9

Ⅰ. ①老… Ⅱ. ①朱…②井… Ⅲ. ①老年病－康复－护理Ⅳ. ①R473

中国版本图书馆 CIP 数据核字(2015)第 057610 号

责任编辑：郑跟娣	**发 行 部：**（010）62100090
责任校对：肖新民	**总 编 室：**（010）62100034
责任印制：安 淼	**网 址：**www.oceanpress.com.cn
排 版：晓 阳	**承 印：**鸿博昊天科技有限公司
出版发行：海洋出版社	**版 次：**2017 年 3 月第 1 版 2023 年 8 月第 6 次印刷
地 址：北京市海淀区大慧寺路 8 号	**开 本：**787mm×1092mm 1/16
邮 编：100081	**印 张：**12.5
经 销：新华书店	**字 数：**236 千字
技术支持：010-62100052	**定 价：**28.00

本书如有印、装质量问题可与本社发行部联系调换

老年人服务与管理专业教材编审委员会

老年人服务与管理专业教材编写委员会

出 版 说 明

实行"双证书"制度，是党中央、国务院适应社会主义市场经济要求，推动职业教育、职业培训改革的重要举措。早在1993年，中共中央《关于建立社会主义市场经济体制若干问题的决定》就提出："要制定各种职业的资格标准和录用标准，实行学历文凭和职业资格两种证书制度"。从那时起，"双证书"制度历经了制度确立、探索试点、积极推进三个发展阶段。2014年，《国务院关于加快发展现代职业教育的决定》（国发〔2014〕19号）指出："服务经济社会发展和人的全面发展，推动专业设置与产业需求对接，课程内容与职业标准对接，教学过程与生产过程对接，毕业证书与职业资格证书对接，职业教育与终身学习对接。重点提高青年就业能力。""推进人才培养模式创新……积极推进学历证书和职业资格证书'双证书'制度"。

近年来，国家有关部门为促进就业和提高劳动者素质，对职业院校实施"双证书"制度做出了许多政策安排，"双证书"制度在广大职业学校得到有效推行，学历证书、职业资格证书成为毕业生就业找工作的"敲门砖"和"通行证"。但是，我们也发现，在职业院校学历认证和职业资格认证还没有从根本上实现贯通，存在着各行其道、"两张皮"的普遍现象，缺乏打通两者的桥梁和纽带。其中，融合双证书的课程与教材建设滞后是关键原因。

为了探索解决这个长期困扰中国职业教育界的难题，人力资源和社会保障部职业技能鉴定中心部级课题《职业技能教学用书开发技术规范和评价体系研究》课题组（项目编号：RS2013-16，以下简称"课题组"）在"双证书"课程资源建设开发方面做了积极研究和有益尝试。课题组认为："双证书"课程是指实现国家职业标准和专业教学标准对接，职业技能鉴定与专业课程学习考核对接的课程，它是使学生在不延长学习时间的情况下，同时获得学历证书和职业资格证书的学校正规课程。加强对"双证书"课程教材开发的研究，对于探索从课程层面做到"双证结合"，引导学校用好现有职业技能鉴定政策，推动学生职业技能和就业竞争力提升，具有十分重要的意义。开发职业技能鉴定与学校课程考试两考合一的"双证书"教材，可以形成"双证书"政策落地的基础性教学资源，解决推行"双证书"制度、实施"两考合一"的"最后一公里"问题。

为了在教材层面上做到专业教学标准与国家职业标准的内容对接，课题组通过研究，提出了《中等职业学校"双证书"课程教材开发技术规范》，主要技术要点如下：一是以专业教学标准为依据，细化"双证书"培养目标；二是以国家职业技能标准为依据，确定"双证书"课程；三是根据双证结合的理念，编制"双证书"课程实施规范；四是结合职场工作实际，开发"双证书"综合实训课程；五是积极改革教学模式，建设"双证书"课程标准；六是根据职教特色，组织编写"双证书"教材；七是做好试题开发组织和考务服务，为"两考合一"做好技术保障。这一技术规范为实现教学内容与职业标准"双覆盖"、教学过程与岗位要求"双对照"、课程考试与技能鉴定"双结合"的职业院校教材开发目标提供了一个技术指引。

2013年以来，在课题组的统一组织下，外语教学与研究出版社、高等教育出版社、语文出版社、教育科学出版社、中国人民大学出版社、海洋出版社等各参研单位共开发了中等职业学校机电技术应用等20个专业"双证书"课程实验性教材。

"双证书"课题实验教材的开发采取专业负责人制，每个专业由一名资深专家对教材目标、内容选择、内容组织进行总体把关，然后指导各册主编分头编写，最后再由本专业教学专家、职业技能鉴定专家、企业专家、课程开发专家组成的编审委员会共同审定，确保符合课题组提出的职业院校"双证书"教材开发技术规范，同时，努力在教材开发中对接"四新"（新知识、新技能、新产品、新工艺），做到不遗漏知识点、技能点、态度点。

"双证书"教材的开发编写遵循了教育部门颁布的《中等职业学校专业教学标准》规定的课程名称和"主要教学内容和要求"，并在教材中融入了相应的五级、四级国家职业技能标准的要求，有助于学生学习掌握职业技能鉴定所要求的相关知识和必备技能，并获取相应等级的职业资格证书，为推动职业院校实施"双证书"制度提供了必要的教学资源支持。

"双证书"课题实验教材的开发，是一个新的探索，欢迎广大中等专业学校和职业高中积极试用，并提出宝贵意见，我们将进一步改进和完善。

职业教育是使"无业者有业，有业者乐业"的伟大事业。让我们携起手来，为建设现代职业教育体系和构建终身职业培训体系尽自己一份绵薄之力。

人力资源和社会保障部职业技能鉴定中心
《职业技能教学用书开发技术规范和评价体系研究》课题组
2015年6月23日

前　言

随着我国人口老龄化形势日趋严重，养老问题成为影响经济社会发展的重要因素。养老护理员是老年服务行业中直接与老年人接触的一线人员，其职业素质及职业技能直接影响老年人的生活质量。为老年人进行康复护理是养老护理员必须掌握的技能之一，本教材将为读者介绍老年人康复护理相关的知识与技能。

编写依据

目前，老年服务与管理行业中比较规范的老年人康复护理相关教材还比较少，为适应当前职业教育的特点，适应职业教育教学理念和教学方法的改变以及老年服务与管理工作的需要，依据教育部2014年新颁布的《老年人服务与管理专业教学标准》及人力资源和社会保障部2011年新修订的《国家职业技能标准：养老护理员》，策划、编写了本教材。

主要内容

本书主要介绍老年人康复护理相关的知识与技能，共分为5个模块。模块1：为老年人进行功能锻炼；模块2：为老年人进行体位转移；模块3：带领老年人进行康乐活动；模块4：为老年性痴呆老年人进行康复护理；模块5：老年人辅助器具康复护理。

每个模块又包含多个任务，每个任务都以实际案例为中心，通过情景导入、问题讨论、方法指导、知识学习、操作步骤、实训演练、拓展学习、能力测评等环节形成有职业特色的完整教学体系。

编写特色

本书在内容选取和内容编排方面遵循循序渐进的原则，将每一教学模块分解为环环相扣的一个个任务，具有很强的逻辑性。每个任务的具体操作过程均符合老年人康复护理操作规范。

本书既注重培养操作技能，强调操作的可行性、规范性，同时又注重职业素养养成，这一点在每个任务后面的能力测评模块的分值分配上得到充分体现。

本书中的所有实例均来源于养老机构，真实的案例提高了本书的趣味性，有助于培养学生解决实际问题的能力，这是本书的编写特色之一。

内容上遵循并在一定程度上超出了教育部新颁布的《老年人服务与管理专业教学标准》及人力资源和社会保障部 2011 年新修订的《国家职业技能标准：养老护理员》的要求，为学生知识和技能的可持续性提高打下基础。

本书内容浅显易懂，理论介绍采用通俗的语言，操作步骤条理清晰，并配以大量图片，生动形象，将较为复杂的动作进行解析，适合职业院校学生学习特点。因此，图文并茂、简单易懂、操作性强，是本书的又一特色。

教学建议

本书作为教材使用，建议学时为 64 学时。在教学过程中，建议采用以学生为主体，教师为主导的教学方法，教师向学生明确学习目标，以"情境导入"的形式，向学生介绍养老机构的实际案例，启发学生进行思考，引出该任务中需要掌握的知识和技能。

每项任务中的"问题讨论"，建议教师采用启发式教学法启发、引导学生思考，学生可以借助查阅相关书籍、网络等手段，进行讨论交流，在思考问题过程中，主动获得与该任务相关的知识。"知识学习"部分为每项任务中学生应掌握的主要知识点。"操作步骤"为完成每项任务的具体操作步骤和操作方法，在该部分将操作步骤进行了详细分解，并配图加以说明，建议可让学生参照该部分进行操作，教师在旁边予以指导。"实训演练"部分教师可根据实际教学效果和学生掌握情况灵活安排，可作为学生的第二课堂作业，也可在课堂上完成。"拓展学习"部分主要是对每项任务相关知识的拓展和补充，教师可根据需要进行讲解或者由学生自学完成。"能力测评"部分可考查学生对每项任务的学习效果，可让学生对照测评表进行自评，发现在每项任务操作过程中存在的问题，从而更规范地完成任务操作，提高学习效率。

适用对象

本书可作为老年人服务与管理专业教学用书和养老服务行业一线服务人员培训与进修用书，也可作为老年人家属或其照护人员的参考用书。

编写团队

本书由朱小棠（北京社会管理职业学院）、井明鑫（国家康复辅具研究中心附属康复医院）主编，参与编写的人员还有陈晨（首都医科大学宣武医院）、邓静（广州军区武汉总医院）、黄礼群（广州军区武汉总医院）、彭杰（广东省中医院）、魏晨婧（北京社会管理职业学院）、徐凌娇（北京社会管理职业学院）、张文玉（北京社会管理职业学院）、张艳明（首都医科大学宣武医院）。全书由朱小棠统稿。

致谢

本教材在编写过程中，前后经历过多次评审，来自教育部、人力资源和社会保障部、相关职业院校、养老机构的 10 多位专家、教授先后给予具体指导，提出了很多宝贵的修改意见。本教材的顺利出版，也更多地得到了本书编委会各成员的大力支持和无私帮助。在此，一并献上全体作者最诚挚的感谢。

为了能够给读者提供更加真实的体验，本书的图片大部分都是在养老机构拍摄的真人照片基础上绘制而成。由于大多为高龄老人，拍摄过程中经常面临老人疲惫，动作无法做到位等困难，在养老机构相关工作人员协助下，最终比较艰难地完成了照片拍摄，获得了宝贵的原始图片资料。在此，特别感谢他们提供的大力支持。

此外，还要感谢海洋出版社教材出版中心的编辑人员，从选题策划开始一直陪伴着作者，在整个编写过程中都给予了大量的具体指导和帮助。

由于时间及编者知识水平有限，本书仍存在不足，敬请广大读者提出宝贵意见，我们将再接再厉，在教学和工作中不断提高，力求为老年服务事业贡献出一份力量。

编　者

目　录

为老年人进行功能锻炼

随着年龄增长，机体发生老化，人体各器官系统功能下降，很多老年人都患有高血压、心脏病等慢性疾病。这些疾病常导致老年人行动不便、生活自理能力下降等。作为在养老机构照护老年人的护理员，掌握常见的功能障碍康复护理方法是必备技能之一。在本模块中，将介绍养老机构常用的为老年人进行功能锻炼的相关知识和技能。

任务 1　为老年人进行上肢关节被动活动

对于有上肢运动障碍的老年人，为防止肌肉萎缩、关节挛缩等并发症出现，促进上肢功能恢复，需照护人员为其进行关节被动活动。本任务将介绍为老年人进行上肢关节被动活动的相关知识及方法。

学习目标

知识目标	知道上肢肩关节、肘关节、腕关节及指关节的活动方向及范围； 知道关节被动活动的技术、意义、适应人群及注意事项。
技能目标	会为上肢关节活动障碍的老年人进行上肢各关节的被动活动。
态度目标	在操作过程中，具备爱心、耐心、细心，与老年人沟通时语气要温柔，语速缓慢，注意询问老年人的感受，仔细观察有无异常情况； 仔细观察被动活动时老年人的表情及被活动关节的状况，发现异常时立即上报。

情景导入

张爷爷，84 岁，一个月前因房颤、脑栓塞导致左侧偏瘫，在医院治疗半个月后转入××老年公寓。张爷爷的左下肢恢复较好，可以自主活动，但左上肢因瘫痪无法活动。作为张爷爷的照护人员，请帮助张爷爷进行左上肢各关节被动活动。

在本案例中，张爷爷为左侧偏瘫老人，左下肢可以自主活动，但左上肢恢复差，无主动运动能力，需要照护人员帮助被动活动关节，以避免关节僵硬、肌肉萎缩，减轻关节疼痛。本案例将介绍如何帮助张爷爷进行左上肢的关节被动活动。

问题讨论

1. 为什么要帮助张爷爷活动关节？

2. 一般情况下，每天被动活动关节多少次？

3. 对于脑栓塞等有肢体功能障碍的老年人和因虚弱导致的卧床老年人，为其进行被动关节活动有什么需要注意的事项？

4. 在什么情况下不能帮助张爷爷进行被动活动关节？

5. 在本案例中，应如何为张爷爷进行关节被动活动？

方法指导

1. 为张爷爷寻找舒适、放松的体位。

2. 请按照左上肢肩关节、肘关节、腕关节、手指关节的顺序为张爷爷完成左上肢被动关节活动训练。

3. 操作应在无痛范围内进行，逐渐增加活动范围，避免关节损伤。

4. 在操作过程中，要做到动作缓慢、平稳、有节律，避免冲击性运动和暴力，应不断询问张爷爷的感觉并观察张爷爷的表情变化。

知识学习

1. 什么是关节被动活动

关节被动活动是指患者完全不用力，全靠外力来完成关节运动或动作。

2. 关节被动活动的作用

（1）维持和改善关节与肌肉的形态及功能，增加关节活动度。

（2）预防长期卧床所致的关节僵硬、肌肉萎缩等并发症；促进心肺、骨骼、肌肉等新陈代谢。

（3）提高神经系统的调节能力，增强内分泌系统的代谢，产生镇痛作用。

（4）调节心理，缓解压力，增强患者的自信心。

3. 什么情况下需实施关节被动活动训练

（1）老年人不能主动活动，如瘫痪、昏迷、体质虚弱导致完全卧床等。

（2）为避免关节挛缩、肌肉萎缩、骨质疏松和心肺功能降低等并发症的发生需进行被动训练。

（3）主动关节活动导致明显疼痛，或引起关节挛缩等关节受限的伤病，如骨折复位内固定后、关节脱位复位后、关节炎。

4. 上肢各关节正常的活动范围

（1）肩关节：前屈为 $0°\sim180°$ ，后伸为 $0°\sim50°$ ，外展为 $0°\sim180°$ ，内外旋均为 $0°\sim90°$ 。

（2）肘关节：屈伸为 $0°\sim150°$ 。

（3）腕关节：掌屈为 $0°\sim90°$ ，背伸为 $0°\sim70°$ ，尺偏为 $0°\sim55°$ ，桡偏为 $0°\sim25°$ 。

（4）掌指关节：屈曲为 $0°\sim90°$ ，伸展为 $0°\sim20°$ ；当掌指关节伸展时，约有 $0°\sim25°$ 的外展内收；拇指掌指关节屈曲为 $0°\sim50°$ ，伸展为 $0°\sim20°$ ；近侧指间关节屈曲为 $0°\sim120°$ ，远侧指间关节屈曲为 $0°\sim90°$ ，近节和远节指骨间关节的过伸为 $0°$ ，拇指指骨间关节屈曲为 $0°\sim90°$ 、过伸为 $0°\sim10°$ ，被动过伸则更大。

5. 关节被动活动中常见的异常现象

常见的异常现象主要有 3 种：①疼痛；②关节异常活动或脱位；③被动活动末端的抵触。

6. 关节被动活动训练频率

每一动作持续 10～30 次，每天 2～3 次。

7. 关节被动活动训练注意事项

被动活动时，按正常的运动模式进行训练，活动顺序从肢体近端关节到远端关节，从大关节到小关节，动作要轻柔、缓和，逐步增加运动幅度，绝对不能使老人产生疼痛。

操作步骤

1. 操作前需做的准备工作

步骤 1：环境准备。室内温度、湿度适宜，通风良好，无对流风，适合为张爷爷进行关节被动活动训练。

步骤 2：护理员准备。护理员洗手，穿戴整洁，无长指甲等。

步骤 3：观察张爷爷的情况。张爷爷是否得到充分的休息，精神状态比较好，愿意配合被动关节活动训练。

步骤 4：与张爷爷沟通交流。在进行操作前，需与老人进行沟通交流，告知老人即将进行的操作是什么，关节被动活动训练的意义和可能出现的感觉，取得老人配合。

护理员站在床的左侧跟老人交流，护理员："张爷爷，您已经好久没有活动左上肢关节了，肯定特别不舒服吧，我来帮您活动一下关节，避免关节僵硬，好吗？在活动中如有不舒服或疼痛，请您及时告诉我。"

2. 进行左上肢关节被动活动训练

1）肩关节被动活动

（1）肩胛骨的被动活动

步骤 1：张爷爷右侧卧位，左上肢在上，左肘关节轻度屈曲、前臂置于上腹部。

步骤 2：护理员面对张爷爷站立（即站在张爷爷的右侧），一手放在肩峰部，一手从上臂下面穿过，拇指与其余四指分开，虎口置于肩胛下角以固定肩胛骨下角和内侧缘（图 1-1）。

步骤 3：两手同时向各个方向活动肩胛骨，使肩胛骨做上提、下降、前伸、后缩运动。

（2）肩关节前屈

步骤 1：张爷爷取仰卧位。

步骤 2：护理员立于左侧，一手握住左手腕关节处，一手握住左肘关节上方，然后轻柔、缓慢地把左上肢向上举到与肩平齐（图 1-2）。

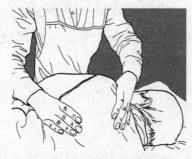
图 1-1　肩胛骨的被动活动

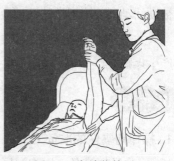
图 1-2　肩关节前屈

（3）肩关节后伸

步骤 1：张爷爷取右侧卧位。

步骤 2：护理员一手固定其左肩关节处，一手握住左肘关节上方，然后轻柔、缓慢地把左上肢向背部活动（图 1-3）。

（4）肩关节外展

步骤 1：张爷爷取仰卧位。

步骤 2：护理员一手握住左手腕关节处，一手握住左肘关节上方，然后慢慢把左上肢沿床面向头侧移动到 90° 时，要注意将老人左上肢掌心向上后再继续外展至贴近左侧耳朵（图 1-4）。

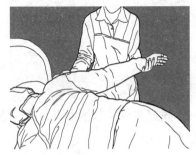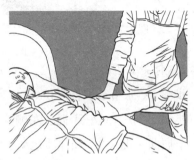

图 1-3　肩关节后伸　　　　　　　　　图 1-4　肩关节外展

（5）肩关节水平外展和内收

步骤 1：张爷爷处于仰卧位，左肩外展 90°。

步骤 2：护理员一手握住左侧腕关节，一手握住左肘关节上方，然后轻柔、缓慢地把左上肢沿冠状面做外展（图 1-5）和内收活动（图 1-6）。

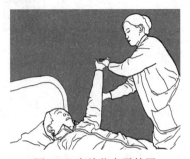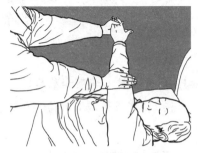

图 1-5　肩关节水平外展　　　　　　　图 1-6　肩关节水平内收

（6）肩关节外旋和内旋

步骤 1：张爷爷取仰卧位，左肩外展 90°。

步骤2：使左肘关节屈曲90°，前臂中立位。护理员一手固定左肘关节，另一只手握住左腕关节处，以左肘关节为轴，将左侧前臂向头、向足方向运动，做肩关节被动外旋（图1-7）或内旋活动（图1-8）。

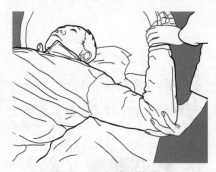
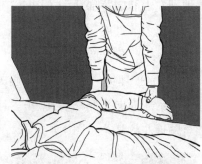

图1-7　肩关节外旋　　　　　　　　　　　图1-8　肩关节内旋

2）肘关节屈曲和伸展

步骤1：张爷爷取仰卧位。

步骤2：护理员一手握住左侧腕关节，一手固定左肘关节稍上方，慢慢地做肘关节屈曲（图1-9）和伸展运动（图1-10）。

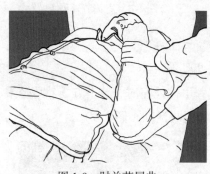
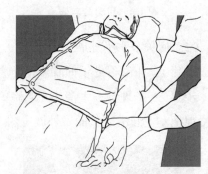

图1-9　肘关节屈曲　　　　　　　　　　　图1-10　肘关节伸展

3）前臂旋转（旋前和旋后）

步骤1：张爷爷取仰卧位，左侧肩关节稍外展，使左肘关节屈曲90°，前臂中立位。

步骤2：护理员一手托住左侧肘关节后部，一手握住前臂远端，沿前臂骨干轴线做旋前（掌心向前转动）（图1-11）和旋后（掌心向后转动）（图1-12）活动。

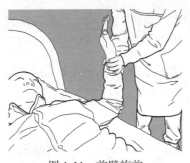

图 1-11　前臂旋前

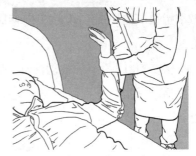

图 1-12　前臂旋后

4）腕关节的被动活动

步骤 1：张爷爷取仰卧位，肘关节屈曲位。

步骤 2：护理员站在床的左侧，一手握住左侧前臂远端，另一手握住左侧手掌，做腕关节的屈曲（图 1-13）、伸展（图 1-14）、尺偏（图 1-15）和桡偏（图 1-16）动作以及环转动作。

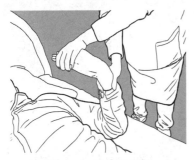

图 1-13　腕关节屈曲

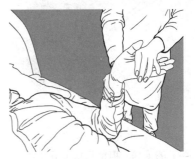

图 1-14　腕关节伸展

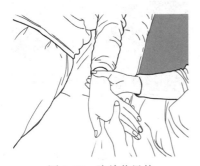

图 1-15　腕关节尺偏

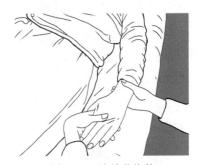

图 1-16　腕关节桡偏

5）手指关节的被动活动

步骤 1：张爷爷取仰卧位，护理员一手握住左侧掌部，另一手活动手指，分别做掌指关节的屈曲（图 1-17）、伸展（图 1-18）、外展（图 1-19）、内收活动（图 1-20）。

步骤 2：指间关节的被动活动。张爷爷取仰卧位，护理员一手握住左侧掌部，另一手活动手指，分别做近侧和远侧指间关节的屈曲（图 1-21）、伸展活动（图 1-22）。

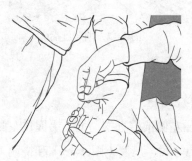

图 1-17　拇指掌指关节屈曲

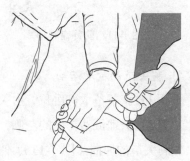

图 1-18　拇指掌指关节伸展

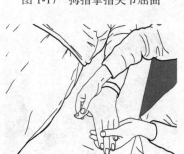

图 1-19　拇指掌指关节外展

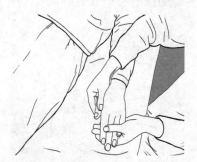

图 1-20　拇指掌指关节内收

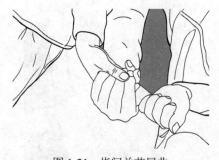

图 1-21　指间关节屈曲

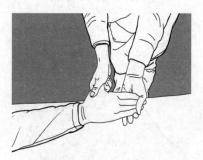

图 1-22　指间关节伸展

3. 左上肢被动活动完成后需做的工作

步骤 1：将左上肢放于舒适的位置，整理床单，拉下床挡板，防止老人从床上滑落。

小贴士

如老年人带有鼻饲管、尿管、各种引流管、输血管、输液管等，被动活动时要注意避免牵拉导致脱落或受压。

步骤 2：再次与老人沟通。护理员："张爷爷，我们已经完成了左上肢的被动活动训练，您表现得非常棒，您先这样躺一会儿，有什么事情您按床头铃。您休息吧，我先出去了，待会儿我再过来看您。"

步骤 3：洗手并做记录。洗手后及时做记录，记录内容主要有：为老人做被动活动左上肢的时间、皮肤有无异常、老人在被动活动过程中的反应等。

小贴士

本案例介绍的是张爷爷的左上肢完全没有主动活动能力，有一些老年人虽然偏瘫了，但还残存一些肌力，对于这种情况，在做关节被动活动过程中可嘱咐老年人先主动抬举左上肢，护理员给予适当帮助完成全范围的关节活动训练。

实 训 演 练

李爷爷，76 岁，一个半月前因左侧脑出血导致右侧偏瘫，在医院治疗 20 天后转入××老年公寓。请帮助李爷爷被动活动右上肢各关节。

方法指导：针对李爷爷的情况，可按照上述方法进行操作，但需注意上述方法适用于活动偏瘫老人的左上肢，护理员站立在老人的左侧。而本例则是活动右上肢，此时护理员应站立在老人的右侧。如老人处在坐位休息时，先将老人通过体位转换的方法由坐位转换到卧位再进行关节被动活动训练。

能 力 测 评

对于本任务，可根据学生听课及为张爷爷被动活动左上肢完成情况对学生进行测评。可从知识学习、技能要求和职业态度三个方面进行测评。

项　　目	测评标准	得分
知识学习 （20 分）	是否认真听老师讲课（6 分）	
	听课过程中有无提出问题（6 分）	
	能否回答老师提出的问题（8 分）	

（续）

项　目	测评标准	得分
技能要求（50分）	操作是否标准、规范（40分） 被动活动前是否检查环境是否合适（2分） 被动活动前有无洗手，检查手指甲等（3分） 被动活动前是否与老人沟通（4分） 被动活动前是否观察老人的情况是否适合进行被动活动训练（4分） 被动活动前是否为老人选择合适的体位（4分） 被动活动时是否按顺序逐步完成被动活动（4分） 被动活动时是否经常询问老人的感受，调节被动活动的速度和力量（4分） 被动活动时是否注意各种管道的防护（4分） 被动活动后有无再次与老人沟通（2分） 被动活动后是否检查老人皮肤有无红肿、破损等异常情况，进行骨突部位按摩（3分） 被动活动后有无整理床单（2分） 被动活动后有无放下床挡板（2分） 操作完成后记录内容是否完整、准确（2分）	
	操作过程中有无发现或者提出问题（5分）	
	与同学、老师是否有互动（5分）	
职业态度（30分）	操作前后是否洗手（5分）	
	与老年人沟通时语气是否温柔，语速是否缓慢，吐字是否清晰（15分）	
	操作时动作是否柔和，是否有生拉硬拽（10分）	
总分（100）		

课后练习题

一、选择题（选择一个正确的答案，并将相应的字母填入题内的括号中）

1. 关节被动活动的作用（　　　）。

　　A. 维持和改善关节和肌肉的形态和功能

　　B. 预防长期卧床所致的关节僵硬、肌肉萎缩等并发症

　　C. 提高神经系统的调节能力，产生镇痛作用

　　D. 无法进行主动活动

2.（　　）不能进行关节被动活动。

A. 体质虚弱导致完全卧床　　　　B. 老年人不能主动活动

C. 中风后为预防关节挛缩　　　　D. 骨折复位内固定后

3. 李奶奶为左侧偏瘫，在为其进行关节被动活动时护理员应站在（　　）。

A. 右侧　　　　　　　　　　　　B. 左侧

C. 两侧均可　　　　　　　　　　D. 根据护理员的习惯

二、判断题（将判断结果填入括号中，正确的填"√"，错误的填"×"）

1. 在进行关节被动活动时，一般按照从肢体近端关节到远端关节的顺序进行。（　　　）

2. 在进行关节被动活动时，可以让老年人产生疼痛。（　　　）

3. 在为老年人进行关节被动活动时，可以不按顺序进行操作。（　　　）

4. 在为老年人进行关节被动活动时，应询问老年人的感受，并调节被动活动的力量和速度。（　　　）

任务 2　为老年人进行下肢关节被动活动

对于下肢运动障碍的老年人，为防止肌肉萎缩、关节挛缩等并发症出现，促进下肢功能恢复，需照护人员为其进行下肢关节被动活动。本任务将介绍为老年人进行下肢关节被动活动的相关知识及方法。

学习目标

知识目标	知道下肢髋关节、膝关节、踝及足关节的活动方向及活动范围；知道下肢关节被动活动的技术、意义、适应人群及注意事项。
技能目标	会为下肢关节活动障碍老年人进行下肢各关节的被动活动。
态度目标	在操作过程中，具备爱心、耐心、细心，与老年人沟通时语气要温柔，语速缓慢，注意询问老年人的感受，仔细观察有无异常情况；仔细观察老年人被动活动时的表情及被活动关节的状况，发现异常时立即上报。

情景导入

吴爷爷，70岁，两年前因骑车不慎从高处摔下，导致腰1椎体骨折伴双下肢截瘫，在医院治疗3个月后转入××老年公寓。吴爷爷双上肢可正常活动，但双下肢因截瘫无法主动活动，必须依靠护理员的帮助。作为吴爷爷的照护人员，请帮助吴爷爷被动活动其双下肢各关节。

在本案例中，吴爷爷为双下肢截瘫老人，双上肢可以自主活动，但双下肢无任何主动活动能力，如不给予被动活动训练易导致关节僵硬、疼痛。为避免关节僵硬、肌肉萎缩，减轻关节疼痛，需要照护人员帮助被动活动关节。本案例将介绍帮助吴爷爷进行双下肢关节被动活动的方法。

问题讨论

1. 为什么要帮助吴爷爷活动双下肢关节？

2. 一般情况下，每天为吴爷爷被动活动关节多少次？

3. 对于因截瘫导致的有下肢活动障碍的老年人和因虚弱导致的卧床老年人，为其进行下肢关节被动活动度有什么需要注意的事项？

4. 在什么情况下不能帮助吴爷爷被动活动关节？

5. 在本案例中，应如何为吴爷爷进行关节被动活动？

方法指导

1. 为吴爷爷寻找舒适、放松的体位。

2. 请按照左下肢髋、膝、踝及足各关节操作顺序（右下肢操作顺序与左下肢相同）为吴爷爷完成双下肢被动关节活动训练。

3. 动作缓慢、平稳、有节律，避免冲击性运动和暴力。

4. 操作应在无痛范围内进行，逐渐增加活动范围，避免关节损伤。

5. 注意询问吴爷爷的感受并观察吴爷爷的表情变化。

知识学习

1. 下肢各关节正常的活动范围

（1）髋关节：当膝关节屈曲时，髋关节屈曲活动范围为0°～125°；当膝关节伸直时，髋关节屈曲活动范围为 0°～90°；髋关节后伸活动范围为 0°～15°；髋关节外展、内收活动范围均为 0°～45°；髋关节内外旋活动范围均为 0°～45°。

（2）膝关节：屈伸活动范围为 0°～150°，伸展活动范围为 0°。

（3）踝关节：跖屈的运动范围为 0°～45°，背伸活动范围为 0°～20°。

（4）足部关节：绕矢状轴作内翻活动范围为 0°～35°，外翻活动范围为 0°～25°。

操作步骤

1. 操作前需做的准备工作

步骤 1：环境准备。室内温度、湿度适宜，通风良好，无对流风，适合为吴爷爷进行关节被动活动训练。

步骤 2：护理员准备。护理员洗手、穿戴整洁，无长指甲等。

步骤 3：观察吴爷爷的情况。吴爷爷是否得到充分的休息，精神状态比较好；是否愿意配合进行被动关节活动训练；有无疼痛或其他不适。

步骤 4：与吴爷爷沟通交流。在进行操作前，需与老人进行沟通交流，告知老人即将进行的操作是什么，被动活动关节训练的意义和可能出现的感觉，取得老人配合。

护理员应站在床的左侧跟老人交流，护理员："吴爷爷，您已经好久没有活动腿脚了，肯定特别不舒服吧，我来帮您活动一下关节，避免关节僵硬，好吗？在活动中会有轻度牵拉的感觉，如有不舒服或疼痛，请您及时告诉我。"

2. 进行双下肢关节被动活动训练

护理员先站在吴爷爷的左侧为吴爷爷活动左下肢各关节，活动完毕后将左下肢置于髋关节略外展的舒适体位，然后站到右侧为其活动右下肢各关节。下面以左下肢各关节被动活动为例讲解下肢关节被动活动技术。

1）髋关节被动活动

（1）髋关节屈曲

步骤 1：吴爷爷取仰卧位。

步骤 2：护理员立于吴爷爷的左侧，一手固定在左侧小腿近膝关节处，另一手用手心托住吴爷爷的左足跟处。

步骤 3：双手慢慢将左侧大腿沿矢状面向上弯曲，使大腿前部尽量接近老人腹部（图 1-23）。

（2）髋关节后伸

步骤 1：吴爷爷取右侧卧位。

步骤 2：护理员立于吴爷爷的后方，一手固定骨盆，另一只手从下方握住左侧膝关节前部，并用前臂托住左侧小腿和膝关节部位，缓慢用力将左下肢向躯干后方活动（图 1-24）。

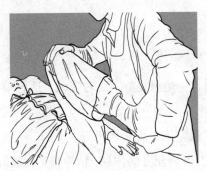 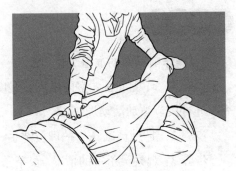

图 1-23　髋关节屈曲　　　　　　　　图 1-24　髋关节后伸

（3）髋关节内收、外展

步骤 1：吴爷爷取仰卧位。

步骤 2：护理员立于左侧，一手托在膝关节后方，另一手托在踝关节后方，在髋关节轻度屈曲的状态下，缓慢向外用力完成外展动作，然后做内收动作返回原来的位置（做内收动作时让对侧下肢稍外展）（图 1-25、图 1-26）。

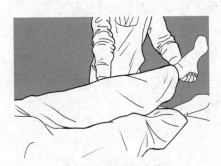 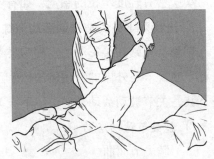

图 1-25　髋关节内收　　　　　　　　图 1-26　髋关节外展

（4）髋关节内外旋

步骤 1：吴爷爷取仰卧位、左下肢伸展。

步骤 2：护理员立于吴爷爷的左侧，一手固定膝关节上方，另一手固定踝关

节上方，完成下肢的旋转，足尖向内为髋关节内旋，足尖向外为髋关节外旋（图
1-27、图 1-28）。

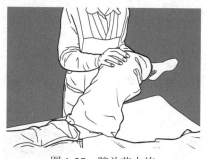

图 1-27　髋关节内旋

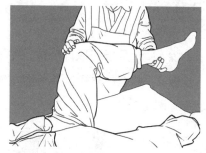

图 1-28　髋关节外旋

小贴士

　　该操作也可以在左侧髋关节屈曲位下完成。护理员一手扶持小腿近侧，另一手固定
左侧足跟，以髋关节为轴，向内、外侧摆动小腿，完成髋关节的内旋、外旋活动。

2）膝关节被动活动

步骤 1：吴爷爷取仰卧位。

步骤 2：护理员立于左侧，一手托住左侧膝关节后方，另一手托住足跟（或
握住踝关节上方）缓慢进行膝关节的屈曲运动（图 1-29），然后在髋关节屈曲状
态下完成膝关节的伸展运动（图 1-30）。

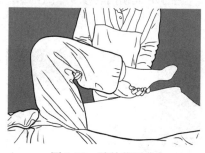

图 1-29　膝关节屈曲

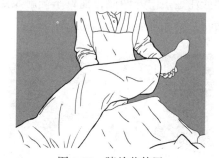

图 1-30　膝关节伸展

3）踝及足关节被动活动

（1）踝关节背屈

步骤 1：吴爷爷取仰卧位，左下肢伸展。

步骤 2：护理员立于左侧，一手固定左侧踝关节下方，另一手握住左侧足跟，用前臂抵住足底，在牵拉跟腱的同时，护理员的前臂用力使足向小腿方向推压（图 1-31）。

（2）踝关节跖屈

步骤 1：让吴爷爷取仰卧位，左下肢伸展。

步骤 2：护理员立于吴爷爷的左侧，一手固定在左侧踝关节下方，另一手下压足背（图 1-32）。

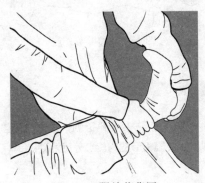
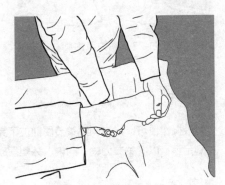

图 1-31　踝关节背屈　　　　　　　　　图 1-32　踝关节跖屈

（3）踝关节内翻、外翻

步骤 1：吴爷爷取仰卧位，左下肢伸展。

步骤 2：护理员立于左侧，一手固定左侧踝关节，另一手拇指和其余四指分别握住足跟内外两侧，前臂掌侧触及足底，内翻时足跟朝内转动（图 1-33），外翻时足跟朝外转动（图 1-34）。

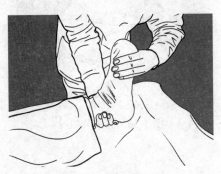
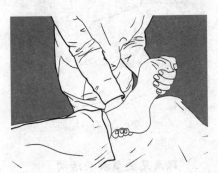

图 1-33　踝关节内翻　　　　　　　　　图 1-34　踝关节外翻

> **小贴士**
>
> 　　被动活动左下肢各关节完毕后,将左下肢放于舒适的位置,换到吴爷爷的右侧,被动活动右下肢各关节。

3. 被动活动左下肢各关节完成后需做的工作

（1）简单整理。整理床单,拉下床挡板,防止吴爷爷从床上滑落。

（2）再次与老人沟通。护理员可以这样对吴爷爷说:"吴爷爷,我们已经完成了双腿的被动活动,您表现得非常棒,您先这样躺一会儿,有什么事情您按床头铃。您休息吧,我先出去了,待会儿我再过来看您。"

（3）洗手并做记录。洗手后及时做记录,记录为老年人被动活动双下肢的时间、皮肤有无异常、活动过程中老年人的反应等。

> **小贴士**
>
> 　　本案例介绍的情况是吴爷爷的双下肢完全没有主动活动能力,有一些老年人并没有瘫痪,只是因为长期卧床导致四肢乏力,不能完成四肢关节全范围活动,针对这样的老年人在被动活动肢体时,护理员可对老年人的肢体进行辅助和保护,避免关节活动末端的牵拉伤,必要时给予一定的助力帮助。此外,如老年人带有尿管、各种引流管、输血管、输液管等时,被动活动时要注意避免牵拉导致各种管道脱落或受压。

实训演练

　　崔奶奶,70 岁,一个半月前因颈椎间盘突出导致四肢乏力,活动差,在医院治疗 50 天后转入××老年公寓。请帮助崔奶奶被动活动四肢各关节。

　　方法指导:针对崔奶奶的情况,可按照上述方法进行操作,但需注意上述方法适用于活动截瘫老人的双下肢,为崔奶奶活动时需结合任务 1 为张爷爷被动活动左上肢各关节的方法活动双上肢。顺序可先从左上肢开始,按照左上肢、左下肢、右上肢、右下肢的顺序依次被动活动崔奶奶的四肢关节。

能力测评

　　对于本任务,可根据学生听课及为吴爷爷被动活动四肢完成情况对学生进行测评。可从知识学习、技能要求和职业态度三个方面进行测评。

项　　目	测评标准		得分
知识学习（20分）	是否认真听老师讲课（6分）		
	听课过程中有无提出问题（6分）		
	能否回答老师提出的问题（8分）		
技能要求（50分）	操作是否标准、规范（40分）	被动活动前是否检查环境是否合适（2分）	
		被动活动前有无洗手，检查手指甲等（3分）	
		被动活动前是否与老人沟通（4分）	
		被动活动前是否观察老人的情况是否适合进行被动活动（4分）	
		被动活动前是否为老人选择合适的体位（4分）	
		被动活动时是否按顺序逐步完成活动（4分）	
		被动活动时是否经常询问老人的感受，调节被动活动的速度和力量（4分）	
		被动活动时是否注意各种管道的防护（4分）	
		被动活动后有无再次与老人的沟通（2分）	
		被动活动后是否检查老人的皮肤有无红肿、破损等异常情况，进行骨突部位按摩（3分）	
		被动活动后有无整理床单（2分）	
		被动活动后有无放下床挡板（2分）	
		操作完成后记录内容是否完整、准确（2分）	
	操作过程中有无发现或者提出问题（5分）		
	与同学、老师是否有互动（5分）		
职业态度（30分）	操作前后是否洗手（5分）		
	与老年人沟通时语气是否温柔，语速是否缓慢，吐字是否清晰（15分）		
	操作时动作是否柔和，是否有生拉硬拽（10分）		
总分(100分)			

课后练习题

一、选择题（选择一个正确的答案，并将相应的字母填入题内的括号中）

1. 髋关节被动活动包括（　　）。

　　A. 屈曲和伸展　　　　　　　B. 外展和内收

　　C. 内旋和外旋　　　　　　　D. 以上都是

2. 踝关节被动活动包括（　　　）。

    A. 背屈和跖屈　　　　　　　　B. 内翻和外翻

    C. 背屈、跖屈、内翻、外翻　　D. 以上都不是

二、判断题（将判断结果填入括号中，正确的填"✓"，错误的填"×"）

1. 在为老年人进行下肢关节被动活动前，应评估老年人的身体状况，确定老年人身体情况允许进行操作后方可进行。（　　　）

2. 在为老年人进行下肢关节被动活动时，动作应缓慢、平稳、有节律，避免冲击性运动和暴力。（　　　）

3. 进行踝关节内翻被动活动时，老年人足跟向外转动。（　　　）

任务 3　为老年人进行良肢位摆放——帮助脑卒中老年人仰卧位休息

为了预防和缓解脑卒中老年人痉挛，诱发分离运动出现，促进身体各项功能恢复，临床上常会采用良肢位摆放的方法，该措施也是脑卒中早期对抗痉挛的重要措施之一。任务 3 至任务 5 介绍的是 3 种有关良肢位摆放的方法。

学习目标

知识目标	知道脑卒中的临床表现、脑卒中痉挛的危害； 知道脑卒中患者常见的良肢位类型、摆放方法及注意事项。
技能目标	会使用枕头、翻身垫为脑卒中老年人进行良肢位摆放。
态度目标	在操作过程中，具备爱心、耐心、细心，与老年人沟通时语气要温柔，语速缓慢，注意询问老年人的感受，仔细观察有无异常情况； 仔细观察被动活动时老年人的表情及被活动关节的状况，发现异常时立即上报。

情景导入

颜爷爷，84 岁，5 个月前因脑出血致右侧偏瘫，在医院治疗 1 个月后转入××老年公寓。颜爷爷右侧肢体肌张力低下，无主动活动能力。作为颜爷爷的照护人员，请帮助颜爷爷进行仰卧位下良肢位摆放。

在本案例中，颜爷爷为右侧偏瘫老人，右侧肢体瘫痪肌张力低下，没有主动

活动能力，长时间处于不当的体位易导致关节僵硬、挛缩、疼痛，不利于后期功能的恢复。需要照护人员帮助颜爷爷将瘫痪侧肢体摆在正确的体位上，改善右侧肢体的血液循环，有效防止肢体挛缩，预防偏瘫肢体的并发症如肩关节疼痛、肩关节半脱位、肌肉挛缩、足内翻、足下垂等发生，提高颜爷爷的生活质量，早日恢复右侧偏瘫肢体的功能。本案例介绍将颜爷爷的右侧肢体进行仰卧位良肢位摆放的方法。

问题讨论

1. 良肢位摆放有什么作用？为什么要帮助颜爷爷进行良肢位摆放？
2. 进行仰卧位的良肢位摆放有什么需要注意的事项？
3. 多久需要更换姿势？
4. 在本案例中，应如何为颜爷爷进行仰卧位的良肢位摆放？

方法指导

1. 为颜爷爷寻找舒适、放松的体位。
2. 请按照头、颈、躯干、右侧肩关节、右侧肘关节、右侧腕关节、右侧手指关节、右侧髋关节、右侧膝关节、右侧踝关节的顺序为颜爷爷完成仰卧位的良肢位摆放。
3. 动作缓慢、平稳、有节律，避免暴力牵拉。
4. 操作应在无痛范围内进行，逐渐增加活动范围，避免关节损伤。
5. 注意经常询问颜爷爷的感受并不断观察颜爷爷的表情变化。

知识学习

1. 脑卒中后的临床表现

脑卒中后常见的临床表现有运动功能障碍、感觉功能障碍、交流障碍、视觉和知觉障碍、认知障碍、吞咽障碍、心理障碍，日常生活不能自理，不能参加工作、娱乐活动等。

（1）运动功能障碍。主要表现为肢体瘫痪或面部肌肉瘫痪，早期常为迟缓性瘫痪，亦称软瘫，后期由于肢体肌张力增高，关节活动范围也逐渐受限，表现出异常的运动模式，为痉挛性瘫痪，亦称硬瘫，在上肢常表现为屈肌共同运动模式，下肢为伸肌共同运动模式。

（2）感觉障碍。主要表现为对痛、温、触觉、本体感觉、立体感知能力减弱或丧失。

（3）交流障碍。表现为语言表达不清晰，听不懂，无法书写和阅读等方面的语言障碍。

（4）视觉和知觉障碍。主要表现为复视、偏盲、单侧忽略、各种失认症和失用症。

（5）认知障碍。主要表现为记忆力、理解力、注意力、思维障碍等。

（6）心理障碍。表现为情绪低落、抑郁、焦虑。

（7）吞咽障碍。表现为进食和进水呛咳，吞咽不利。

2. 什么是良肢位

良肢位是指为防止或对抗痉挛模式的出现，保护肩关节以及早期诱发分离运动而设计的一种治疗性体位。

3. 良肢位摆放的作用

（1）有针对性地应用正确的肢体固定方法纠正、抑制瘫痪后异常体位，对偏瘫老人中、后期的康复意义重大，可减少异常体位对老人的影响，缩短康复时间、降低康复难度。

（2）可以改善瘫痪侧肢体的血液循环，有效防止肢体挛缩，早日恢复瘫痪肢体的功能，提高患者的生活质量。

（3）可以预防偏瘫肢体的并发症，如肩关节疼痛、肩关节半脱位、肌肉挛缩、足内翻、足下垂等。

4. 常见的良肢位体位

常见的良肢位体位有 5 种，分别是仰卧位、患侧卧位、健侧卧位、床上坐位和轮椅坐位。一般每种体位摆放需 1～2 小时变换 1 次，可将健侧卧位、仰卧位和患侧卧位交替摆放。

5. 脑卒中典型的痉挛模式

（1）脑卒中后 3 周内大部分患者都会发生痉挛，表现为典型的偏瘫侧上肢屈肌痉挛、下肢伸肌痉挛。

（2）上肢痉挛模式表现屈肌痉挛模式，具体表现为肩关节下沉后缩、肘关节屈曲、前臂旋前、腕关节掌屈、握拳。

（3）下肢痉挛模式表现为伸肌痉挛模式，具体表现为髋关节外旋、膝关节伸直、足下垂内翻，严重影响肢体功能的恢复和日常生活活动能力。

操作步骤

1. 操作前需做的准备工作

步骤1：环境准备。室内温度、湿度适宜，通风良好，无对流风，适合为颜爷爷进行良肢位摆放。

步骤2：护理员准备。护理员洗手、穿戴整洁，无长指甲等。

步骤3：观察颜爷爷的情况。颜爷爷是不是得到充分的休息，精神状态比较好，愿意配合行良肢位摆放。

步骤4：与颜爷爷沟通交流。在进行操作前，需与老人进行沟通交流，告知老人即将进行的操作是什么，仰卧位良肢位摆放的意义和可能出现的体位变化，取得老人配合。

护理员应站在床的右侧跟老人交流，护理员："颜爷爷，您这样躺着已有近2小时了，我需要帮您换一个姿势休息。我们一起翻到仰卧位休息，好吗？我会帮您把右侧肢体都放在舒适的位置，如果翻身过程中您有任何不适请及时告诉我。"

2. 进行仰卧位的良肢位摆放

应尽量少用这种体位，因为这种体位易受紧张性迷路反射等异常运动模式的影响，并且还易引起骶尾部、足跟外侧和外踝处发生压疮。

姿势准备。护理员站在老人的患侧即右侧，将颜爷爷从侧卧位翻至仰卧位，然后对老人进行仰卧位良肢位摆放，如图1-35所示。

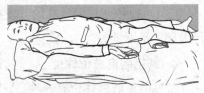

图1-35　仰卧位良肢位摆放

步骤1：头部。头部垫枕头，面部朝向右侧肢体（患侧），枕头高度要适当，注意不能使胸椎屈曲。

步骤2：右上肢（患侧上肢）。护理员左手伸到右侧（患侧）肩胛骨下方，将肩胛骨托出，使肩胛骨向前伸，在右侧肩胛下放一枕头，右肩稍外展，从而使上肢处于正确、抬高的位置；上肢肘关节伸展，置于枕头上，腕关节背伸，手指伸展。腕关节的理想位置是背屈30°。

步骤3：骨盆。在右侧（患侧）臀部、大腿下方各放置一个枕头，使其患侧骨盆向前突，并防止右腿（患腿）屈曲、外旋。

步骤 4：右下肢（患侧下肢）。膝关节稍屈曲，膝下可垫一小枕。对于右下肢有屈曲倾向的老年人，必须早期纠正以限制其发展，仰卧时应右下肢伸直，避免用枕头在膝或小腿下支持，因为前者导致右膝关节过于屈曲，后者引起膝过伸或对下肢静脉不必要的压迫。

小贴士

体位摆放时应注意以下事项：①床应放平，床头不得抬高；②手中不应放置任何东西，而且不能让手处于抗重力的体位；③枕头的大小和硬度应合适，应为老人准备一些大小和形状不同的枕头，以支持身体的不同部位；④不应在足底放置任何东西，试图以此避免跖屈畸形是不可取的，为防止足下垂，可利用木质或金属框架置于床尾老人足部上方，被服搭在框架上而避免直接压迫老人足部，踝关节最好保持在中立位；⑤偏瘫老人常有肩痛、下肢深静脉血栓形成、体位性低血压、肩关节半脱位等并发症，护理人员在进行良肢位摆放时要注意观察老人的反应，动作要轻柔。

3. 仰卧位良肢位摆放完成后需做的工作

步骤 1：再次与老人沟通。如可以采用这样的语言："颜爷爷，我们现在已经是仰卧位，在翻身过程中，您表现得非常棒，您先这样躺一会儿，有什么事情您按床头铃。您休息吧，我先出去了，待会儿我再过来看您。"

步骤 2：洗手并做记录。洗手后及时做记录，记录为老年人进行体位转换的时间、皮肤有无异常、翻身过程中的反应等。

小贴士

由于患侧运动麻痹，患者的头经常是偏向健侧而忽视患侧，久而久之会很少接受来自患侧的声音、光线等刺激，因而要注意强化对患侧的刺激。如老年人带有尿管、各种引流管、输血管、输液管等时，被动活动时要注意避免牵拉导致各种管道脱落或受压。

实训演练

叶奶奶，60 岁，一个半月前因右侧基底节区脑出血导致左侧偏瘫，在医院治疗 1 个月后转入××老年公寓。请帮助叶奶奶完成仰卧位的良肢位摆放。

方法指导：针对叶奶奶的情况，可按照上述方法进行操作，只是叶奶奶偏瘫侧与颜爷爷相反，操作时将方向进行调换即可。

能力测评

对于本任务,可根据学生听课及为颜爷爷进行仰卧位良肢位摆放的完成情况对学生进行测评。可从知识学习、技能要求和职业态度三个方面进行测评。

项　　目	测评标准		得分
知识学习 （20分）	是否认真听老师讲课（6分）		
	听课过程中有无提出问题（6分）		
	能否回答老师提出的问题（8分）		
技能要求 （50分）	操作是否 标准、规范 （40分）	良肢位摆放前是否检查环境是否合适（2分） 良肢位摆放前有无洗手，检查手指甲等（3分） 良肢位摆放前是否与老人沟通（4分） 良肢位摆放前是否观察老人的情况是否适合进行良肢位摆放（4分） 良肢位摆放前护理员是否选择合适的位置（4分） 良肢位摆放时是否按顺序逐步完成活动（4分） 良肢位摆放时是否经常询问老人的感受，调节良肢位摆放的速度和力量（4分） 良肢位摆放时是否注意各种管道的防护（4分） 良肢位摆放后有无再次与老人沟通（2分） 良肢位摆放后是否检查老人皮肤有无红肿、破损等异常情况，进行骨突部位按摩（3分） 良肢位摆放后有无整理床单（2分） 良肢位摆放后有无放下床挡板（2分） 操作完成后记录内容是否完整、准确（2分）	
	操作过程中有无发现或者提出问题（5分）		
	与同学、老师是否有互动（5分）		
职业态度 （30分）	操作前后是否洗手（5分）		
	与老人沟通时语气是否温柔，语速是否缓慢,吐字是否清晰（15分）		
	操作时动作是否柔和，是否有生拉硬拽（10分）		
总分 （100分）			

课后练习题

一、选择题（选择一个正确的答案，并将相应的字母填入题内的括号中）

1. 脑卒中的临床表现是（　　）。

    A. 运动功能障碍　　　　　　　　B. 交流障碍

    C. 吞咽障碍　　　　　　　　　　D. 以上都是

2. 在为老年人进行仰卧位良肢位摆放时，应使老年人的面部朝向（　　）。

    A. 患侧　　　　　　　　　　　　B. 健侧

    C. 正上方　　　　　　　　　　　D. 根据老年人喜好

3. 为老年人进行仰卧位良肢位摆放时，老年人患侧肘关节应（　　）。

    A. 伸展　　　　　B. 屈曲　　　　　C. 外旋　　　　　D. 内旋

二、判断题（将判断结果填入括号中，正确的填"✓"，错误的填"×"）

1. 为脑卒中老年人进行良肢位摆放时，一般应每隔 1~2 小时变换一次体位。
（　　）

2. 仰卧位良肢位是指健侧肢体在下，患侧肢体在上的摆放方法。（　　）

3. 在为老年人进行良肢位摆放时，护理员应站在老年人的健侧。（　　）

任务 4　为老年人进行良肢位摆放——帮助脑卒中老年人进行患侧卧位良肢位摆放

学 习 目 标

本任务学习目标要求同任务 3 学习目标。

情 景 导 入

颜爷爷，84 岁，5 个月前因脑出血致右侧偏瘫，在医院治疗 1 个月后转入××老年公寓。颜爷爷右侧肢体肌张力低下，无主动活动能力。作为颜爷爷的照护人员，请帮助颜爷爷进行患侧卧位良肢位摆放。

在本案例中，颜爷爷为右侧偏瘫老人，右侧肢体瘫痪肌张力低下，没有主动活动能力，长时间处于不当的体位易导致关节僵硬、挛缩、疼痛，不利于后期功能的恢复。需要照护人员帮助颜爷爷将瘫痪侧肢体摆在正确的体位上，改善右侧肢体的血液循环，有效防止肢体挛缩，预防偏瘫肢体的并发症，促进功能恢复。本案例介绍为颜爷爷进行右侧（患侧）卧位良肢位摆放的方法。

问 题 讨 论

1. 为什么要帮助颜爷爷进行良肢位摆放？

2. 进行患侧卧位的良肢位摆放有什么需要注意的事项？

3. 多久需要更换姿势？

4. 在本案例中，应如何为颜爷爷进行右侧（患侧）卧位的良肢位摆放？

方 法 指 导

1. 为颜爷爷寻找舒适、放松的体位。

2. 请按照头、颈、躯干、右侧肩关节、右侧肘关节、右侧腕关节、右侧手指关节、右侧髋关节、右侧膝关节、右侧踝关节为颜爷爷完成右侧（患侧）卧位的良肢位摆放。

3. 动作缓慢、平稳、有节律，避免冲击性运动和暴力。

4. 操作应在无痛范围内进行，逐渐增加活动范围，避免关节损伤。

5. 注意询问颜爷爷的感受并不断观察颜爷爷的表情变化。

知 识 学 习

1. 患侧卧位的作用

（1）患侧卧位是所有卧姿中最重要的体位，有助于刺激、牵拉患侧肢体，增加患者对患侧的知觉刺激输入，并使整个患侧被拉长，预防和减轻上肢屈肌痉挛模式及下肢伸肌痉挛模式的发生和发展。

（2）患侧卧位的另一个明显好处是可以将健手解放出来。

2. 为什么要加强对患侧卧位的刺激

由于患侧运动麻痹，患者的头经常是偏向健侧而忽视患侧，久而久之会对来自患侧的声音、光线等刺激反应迟钝，因而要注意强化对患侧的刺激。

操作步骤

1. 操作前需做的准备工作

步骤 1：环境准备。室内温度、湿度适宜，通风良好，无对流风，适合为颜爷爷进行良肢位摆放。

步骤 2：护理员准备。护理员洗手、穿戴整洁，无长指甲等。

步骤 3：观察颜爷爷的情况。老人是不是得到充分的休息，精神状态比较好，愿意配合进行良肢位摆放。

步骤 4：与颜爷爷沟通交流。在进行操作前，需与老人进行沟通交流，告知老人即将进行的操作是什么，右侧（患侧）肢体良肢位摆放的意义和可能出现的感觉，取得老人配合。

护理员应站在床的右侧跟老人交流，护理员可以先告知："颜爷爷，您这样平躺着休息已近两小时了，我需要帮您换一个姿势休息。我们一起翻到右侧卧位休息，好吗？如果翻身过程中您有任何不适请及时告诉我。"

2. 进行患侧卧位的良肢位摆放

姿势准备。护理员站在老人右侧，将老人面向右侧翻身，然后对其进行右侧卧位的良肢位摆放，如图 1-36 所示。

在进行体位摆放时需要注意的事项，参照任务 3 仰卧位良肢位摆放中的小贴士。

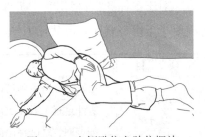

图 1-36　患侧卧位良肢位摆放

步骤 1：头部。侧卧，头枕在枕头上，保持上颈段屈曲，而不是后伸。

步骤 2：躯干。稍向后转，后背放一大枕头，使躯干处于放松状态。

步骤 3：上肢。患侧上肢应向前伸，与躯干的角度不小于 90°。肩胛骨向前伸，肩关节屈曲，肘关节伸展，前臂旋后，腕关节背伸，手指伸展。当老人的体位正确时，肩胛骨的内缘平靠于胸壁。若前伸不充分，老人常感觉肩痛或不舒适，因为身体正压在肩上。老人根据需要可自由摆放健侧上肢。

步骤 4：下肢。下肢呈迈步位。健腿髋、膝屈曲并由枕头在下面支持，同时患腿保持在伸髋、稍屈膝的体位。

3. 患侧卧位摆放完成后需做的工作

步骤 1：再次与老人沟通。护理员："颜爷爷，我们现在已经是右侧卧位，在翻身过程中，您表现得非常棒，您先这样躺一会儿，有什么事情您按床头铃。您休息吧，我先出去了，待会儿我再过来看您。"

步骤2：洗手并做记录。洗手后及时做记录，记录为老年人进行体位转换的时间、皮肤有无异常、翻身过程中的反应等。

实训演练

李爷爷，80岁，两个月前因脑梗死导致左侧偏瘫，在医院治疗后转入××老年公寓。请帮助李爷爷翻到左侧卧位，进行左侧卧位良肢位摆放。

方法指导：针对李爷爷的情况，可按照上述方法进行操作，但需注意上述方法适用于活动偏瘫老人的右侧肢体，护理员站在老人右侧，在本例案例中，李爷爷瘫痪的肢体是左侧肢体，护理员应该站在老人的左侧，对老人进行左侧卧位良肢位摆放。

能力测评

对于本任务，可根据学生听课及为颜爷爷进行患侧卧位良肢位摆放完成的情况对学生进行测评。可从知识学习、技能要求和职业态度三个方面进行测评。

项　　目	测评标准	得分
知识学习 （20分）	是否认真听老师讲课（6分）	
	听课过程中有无提出问题（6分）	
	能否回答老师提出的问题（8分）	
操作是否 标准、规范 （40分）	良肢位摆放前是否检查环境是否合适（2分）	
	良肢位摆放前有无洗手，检查手指甲等（3分）	
	良肢位摆放前是否与老人沟通（4分）	
	良肢位摆放前是否观察老人的情况是否适合进行良肢位摆放（4分）	
	良肢位摆放前护理员是否为老人选择合适的位置（4分）	
	良肢位摆放时是否按顺序逐步完成活动（4分）	
	良肢位摆放时是否经常询问老人的感受，调节良肢位摆放的速度和力量（4分）	
	良肢位摆放时是否注意各种管道的防护（4分）	

（续）

项　　目	测评标准		得分
技能要求 （50分）	操作是否 标准、规范 （40分）	良肢位摆放后有无再次与老人沟通（2分） 良肢位摆放后是否检查老人皮肤有无红肿、破损等异常情况，进行骨突部位按摩（3分） 良肢位摆放后有无整理床单（2分） 良肢位摆放后有无放下床挡板（2分） 操作完成后记录内容是否完整、准确（2分）	
	操作过程中有无发现或者提出问题（5分）		
	与同学、老师是否有互动（5分）		
职业态度 （30分）	操作前后是否洗手（5分）		
	与老人沟通时语气是否温柔，语速是否缓慢，吐字是否清晰（15分）		
	操作时动作是否柔和，是否有生拉硬拽（10分）		
总分（100分）			

课后练习题

一、选择题（选择一个正确的答案，并将相应的字母填入题内的括号中）

1. 患侧卧位是指（　　　）。

　　A. 患侧在上　　　　B. 患侧在下　　　　C. 面部朝上　　　　D. 以上都不是

2. 为老年人进行患侧卧位良肢位摆放时，患侧髋关节应（　　　）。

　　A. 伸展　　　　　　　　　　　B. 屈曲

　　C. 根据老人的喜好　　　　　　D. 外展

3. 患侧卧位时，老年人患侧上肢与躯干的角度应（　　　）。

　　A. 不小于90°　　　　　　　　B. 随意

　　C. 小于90°　　　　　　　　　D. 以上均不对

二、判断题（将判断结果填入括号中，正确的填"√"，错误的填"×"）

1. 脑卒中老年人患侧卧位时，患侧肩胛骨应保持前伸。（　　　）

2. 将老年人进行患侧卧位良肢位摆放后，应在老年人背后垫一个大枕头。

（　　　）

3. 对脑卒中老年人来说，患侧卧位是所有卧姿中最重要的体位，有助于刺激、牵拉患侧肢体。（　　　）

任务5 为老年人进行良肢位摆放——帮助脑卒中老年人进行健侧卧位良肢位摆放

学 习 目 标

本任务学习目标要求同任务3学习目标。

情 景 导 入

颜爷爷，84岁，5个月前因脑出血致右侧偏瘫，在医院治疗1个月后转入××老年公寓。颜爷爷右侧肢体肌张力低下，无主动活动能力。作为颜爷爷的照护人员，请帮助颜爷爷进行左侧卧位良肢位摆放。本案例介绍为颜爷爷进行左侧（健侧）卧位良肢位摆放的方法。

问 题 讨 论

1. 进行健侧卧位的良肢位摆放有什么需要注意的事项？
2. 多久需要更换姿势？
3. 如果不给予良肢位摆放，老人的关节会发生什么变化？
4. 在本案例中，应如何为颜爷爷进行健侧卧位的良肢位摆放？

方 法 指 导

1. 为颜爷爷寻找舒适、放松的体位。
2. 请按照头、颈、躯干、左上肢各关节、左下肢各关节由近端关节到远端关节的顺序为颜爷爷完成健侧（左侧）卧位的良肢位摆放。
3. 动作缓慢、平稳、有节律，避免冲击性运动和暴力。
4. 操作应在无痛范围内进行，逐渐增加活动范围，避免关节损伤。
5. 注意询问颜爷爷的感觉并不断观察颜爷爷的表情变化。

知 识 学 习

1. 什么是健侧卧位

健侧卧位是指健侧在下，患侧在上的侧卧形式。

2. 健侧卧位的作用

健侧卧位有利于患侧的血液循环，可防止患侧上肢屈肌痉挛模式和下肢伸肌痉挛模式的发生和发展，预防患肢水肿。

操作步骤

1. 操作前需做的工作

步骤 1：环境准备。室内温度、湿度适宜，通风良好，无对流风，适合为颜爷爷进行健侧卧位良肢位摆放。

步骤 2：护理员准备。护理员洗手、穿戴整洁，无长指甲等。

步骤 3：观察颜爷爷的情况。颜爷爷是否得到充分的休息，精神状态比较好，愿意配合行健侧卧位的良肢位摆放。

步骤 4：与颜爷爷沟通交流。在进行操作前，需与老人进行沟通交流，告知老人即将进行的操作是什么，左侧（健侧）卧位的意义和可能出现的感觉，取得老人配合。

护理员应在床的左侧跟老人交流，如"颜爷爷，您这样躺着已 1 个多小时了，我需要帮您换一个姿势休息。我们一起翻到左侧卧位休息，好吗？我会帮您把手脚摆放在舒适的位置，如果翻身过程中您有任何不适请及时告知我"。

2. 进行健侧良肢位摆放

姿势准备：护理员站在左侧，将老人面向左侧翻身，并进行左侧卧位的良肢位摆放，具体方法如图 1-37 所示。

步骤 1：躯干。躯干与床面呈直角，后背放一枕头，使躯干处于放松状态。

步骤 2：上肢。右侧肩关节前屈约 90°，下方用一较厚大软枕支持，整个右侧上肢自然伸展放在软枕上。左上肢可放在任何舒适的位置。

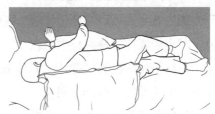

图 1-37　健侧卧位良肢位摆放

步骤 3：下肢。右侧下肢向前屈髋、屈膝，并完全由枕头支持，注意足不能内翻悬在枕头边缘。左下肢平放在床上，轻度屈髋，稍屈膝。

3. 健侧卧位摆放完需做的工作

步骤 1：再次与老人沟通。护理员："颜爷爷，我们现在已经是左侧卧位，在翻身过程中，您表现得非常棒，您先这样躺一会儿，有什么事情您按床头铃。您休息吧，我先出去了，待会儿我再过来看您。"

步骤 2：洗手并做记录。洗手后及时做记录，记录为老人进行体位转换的时间、皮肤有无异常、翻身过程中的反应等。

实训演练

李爷爷，80 岁，两个月前因脑梗死导致左侧偏瘫，在医院治疗后转入××老年公寓。请帮助李爷爷翻到右侧卧位，进行右侧卧位良肢位摆放。

方法指导：针对李爷爷的情况，可按照上述方法进行操作，但需注意上述方法适用于右侧偏瘫的老人向左侧卧位良肢位摆放，护理员站在老人左侧。在本案例中，李爷爷瘫痪的肢体是左侧肢体，右侧肢体是健侧肢体，护理员应该站在老人的右侧，对老人进行右侧卧位良肢位摆放。

拓展学习

1. 床上坐位良肢位摆放

如果老年人可以坐起来，可对老年人进行床上坐位良肢位摆放，增强老年人的心肺功能和头颈躯干肌力，为下一步恢复做准备。

床上坐位良肢位摆放的具体方法：髋关节保持 90°的屈曲位，背部用枕头垫好，保持躯干伸展，双侧上肢伸展位放在床前桌上。最好在臀部下方放一坐垫，双膝屈曲 50°～60°，膝下垫一软枕。

2. 轮椅坐位良肢位摆放

如果老年人可以在床上坐稳，则可进一步进行轮椅坐位训练。老年人坐在轮椅上时也需要注意良肢位摆放。

轮椅坐位的良肢位摆放的具体方法如下：在轮椅靠背处垫一块木板，使老年人躯干保持伸展，臀部尽量坐在轮椅坐垫后方，双上肢伸展位放在轮椅桌板上，或稍屈曲放于轮椅扶手上，前臂旋前，手指伸展。膝关节屈曲 90°，双脚平踏在地板上或轮椅脚踏板上。

能力测评

对于本任务，可根据学生听课及为颜爷爷进行健侧卧位的良肢位摆放的完成情况对学生进行测评。可从知识学习、技能要求和职业态度三个方面进行测评。

项　　目	测评标准	得分
知识学习 （20分）	是否认真听老师讲课（6分）	
	听课过程中有无提出问题（6分）	
	能否回答老师提出的问题（8分）	
技能要求 （50分）	操作是否标准、规范 （40分）　良肢位摆放前是否检查环境是否合适（2分） 良肢位摆放前有无洗手，检查手指甲等（3分） 良肢位摆放前是否与老人沟通（4分） 良肢位摆放前有无观察老人的情况是否适合进行良肢位摆放（4分） 良肢位摆放前护理员是否为老人选择合适的位置（4分） 良肢位摆放时是否按顺序逐步完成活动（4分） 良肢位摆放时是否经常询问老人的感受，调节良肢位摆放的速度和力量（4分） 良肢位摆放时是否注意各种管道的防护（4分） 良肢位摆放后有无再次与老人沟通（2分） 良肢位摆放后有无整理床单（2分） 良肢位摆放后是否检查老人皮肤有无红肿、破损等异常情况，进行骨突部位按摩（3分） 良肢位摆放后有无放下床挡板（2分） 操作完成后记录内容是否完整、准确（2分）	
	操作过程中有无发现或者提出问题（5分）	
	与同学、老师是否有互动（5分）	
职业态度 （30分）	操作前后是否洗手（5分）	
	与老人沟通时语气是否温柔，语速是否缓慢，吐字是否清晰（15分）	
	操作时动作是否柔和，是否有生拉硬拽（10分）	
总分（100分）		

课后练习题

一、选择题（选择一个正确的答案，并将相应的字母填入题内的括号中）

1. 健侧卧位是指（　　　）。

　A. 健侧在上　　　　　　　　B. 患侧在上

　C. 面部朝上　　　　　　　　D. 以上都不是

2. 健侧卧位时，患侧髋关节应（　　　）。

A. 屈曲   B. 伸展

C. 根据老年人的喜好   D. 以上都不是

3. 为老年人进行健侧卧位良肢位摆放时，应按照（   ）的顺序进行。

A. 由近端关节到远端关节   B. 由远端关节到近端关节

C. 根据护理员的喜好   D. 以上都不对

二、判断题（将判断结果填入括号中，正确的填"✓"，错误的填"✗"）

1. 健侧卧位有利于患侧的血液循环，可防止上肢屈曲痉挛模式和下肢伸肌痉挛模式的发生和发展，预防患肢水肿。（   ）

2. 将老年人摆放在健侧卧位后，应在老年人背后垫一大枕头。（   ）

3. 健侧卧位时，患侧上肢应自然伸展放在软枕上。（   ）

4. 健侧卧位时，躯干与床面呈直角。（   ）

5. 在为老年人进行健侧卧位良肢位摆放时应随时询问老年人的感受。（   ）

任务 6　为老年人进行穿脱衣服的康复护理

肢体活动困难老年人（如脑卒中导致的上下肢瘫痪老人）无法自行完成穿脱衣服，需要照护人员帮助其完成。肢体活动困难老年人选择衣服时也有特殊要求，既需保证舒适，也应便于穿脱。本任务介绍为老年人进行穿脱衣服的康复护理方法，分穿上衣、脱上衣、穿裤子、脱裤子四项内容进行介绍。

学习目标

知识目标	知道为老年人选择衣服的要点及注意事项； 熟练掌握如何为老年人穿脱上衣、裤子； 知道为老年人穿脱衣服的注意事项。
技能目标	会指导帮助老年人穿脱上衣、裤子； 会帮助有脑卒中后遗症等肢体活动困难的老年人穿脱上衣、裤子。
态度目标	在操作过程中，要有爱心、耐心、细心，与老年人沟通时语气要温柔，语速缓慢，注意对老年人隐私的保护，注意询问老年人的感受，仔细观察有无异常情况变化。

情 景 导 入

　　王爷爷，73岁，6个月前因右侧脑梗死导致左侧偏瘫，在医院治疗半个月后转入××老年公寓。现在王爷爷早晨醒来，作为王爷爷的照护人员，请帮助王爷爷穿脱上衣和裤子。

　　在本案例中，王爷爷为左侧偏瘫老年人，左侧上下肢自主活动困难，需要照护人员帮助穿脱上衣和裤子，照顾其起居。本案例介绍帮助王爷爷穿上衣的方法。

问 题 讨 论

　　1. 如何帮助王爷爷选择合适的上衣和裤子？

　　2. 在帮助王爷爷穿脱上衣和裤子的过程中需要注意什么？

　　3. 在本案例中，应如何为王爷爷穿脱上衣和裤子？

知 识 学 习

1. 肢体活动困难的老年人选择衣服需注意的事项

　　（1）肢体活动困难的老年人的衣服应宽大、松软、平滑，使老年人穿脱方便，穿着舒适。一些衣服可在设计与缝制上做改进，便于老年人的穿脱，最好不穿套头衣服，纽扣多的衣服也不宜穿，宜穿对襟服装。

　　（2）老年人的贴身衣服最好用棉布或棉织品，不宜穿化纤衣服，因为化纤内衣容易带静电，对皮肤有刺激作用，容易引起老年人皮肤瘙痒。

　　（3）选择较为鲜艳的色彩，让老年人显得年轻、有活力，更加有自信。可根据老年人自己的偏好来进行选择衣服，尊重老年人的喜爱。

　　（4）根据天气的改变，随时增减衣服。春季气候多变，早晚温差较大，过冬衣服不要过早脱下。夏季选择透气性、散热性、吸水性好的棉织品衣服为宜。秋季不宜过早穿上棉衣，让身体逐渐适应寒冷，增加身体抵抗力。冬季宜穿柔软、有弹性、保暖性好的衣服。

2. 老年人穿衣的禁忌

　　（1）领口紧。有些老年人爱穿高领衣服或领口较紧的羊毛衫、毛衣等，还有些老年人把领带扎得很紧，这不仅会影响心脏向头颈部运送血液，而且容易发生颈动脉窦综合征。过紧的领口压迫了颈部的颈动脉窦中压力感受器，通过神经反射，引起血压下降和心跳减慢，使脑部发生供血不足，出现头痛、头晕、恶心、眼冒金星等现象。尤其是患有高血压、动脉硬化、冠心病、糖尿病的老年人，很容易发生晕倒和休克。

（2）腰口紧。现在市场上卖的许多裤子，为了减少系腰带的麻烦，多是用松紧带做成的松紧口裤腰，穿上后把腰部勒得很紧而没有放松的时候，不利于老年人的健康。有些老人有腰肌劳损、腰椎间盘突出症及骨质增生等疾病，这样腰口过紧的裤子，往往使腰痛加重。另外，这样的裤子还会约束腹腔肠道，使肠道蠕动不正常，久而久之，会患上胃肠疾病。

操作步骤

1. 帮助老年人穿上衣

1）操作前需做的准备工作

步骤1：环境准备。关闭门窗，室内温度、湿度适宜。

步骤2：护理员准备。护理员仪表端庄、服装整洁，洗净双手，擦干并温暖双手。

步骤3：用物准备。准备好一件合适、干净的上衣，干净的床单、尿垫等。

步骤4：与王爷爷沟通交流。在为王爷爷穿衣服之前，需要先与王爷爷进行充分的沟通交流，告诉王爷爷下一步将进行什么操作活动，让王爷爷充分地了解清楚，取得其配合。

护理员应该站在王爷爷床的左侧（肢体的偏瘫侧）进行沟通交流，护理员："王爷爷，该起床了，今天天气不错，阳光明媚，我帮您穿上衣服，洗漱完毕后，我带您到花园逛逛怎么样？下面，请您配合我，帮您穿好衣服，好吧？"

2）为老年人穿上衣

步骤1：护理员帮助老年人掀开被子。

步骤2：护理员站在老年人的健侧，帮助老年人进行体位变化，首先转向健侧卧位，偏瘫侧在上面（图1-38）。

步骤3：护理员一只手扶住老年人的左侧肩膀，另外一只手扶住其髋部。

步骤4：先穿患侧上肢的衣袖（图1-39）。

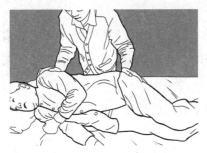

图 1-38 平卧位转为健侧卧位

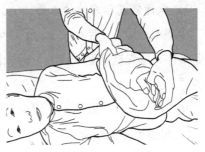

图 1-39 穿患侧上肢的衣袖

步骤 5：衣服的其余部分掖到老年人的身下。

步骤 6：护理员帮助老年人由健侧卧位转移到平卧位（图 1-40）。

步骤 7：护理员站在老年人的患侧，帮助老年人身体转向患侧卧位，偏瘫侧在下面（图 1-41）。

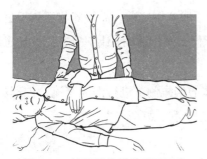

图 1-40 健侧卧位转移到平卧位

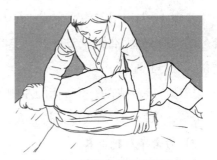

图 1-41 平卧位转为患侧卧位

步骤 8：拉出身下的衣服，再穿健侧衣袖（图 1-42）。

步骤 9：帮助老年人由患侧卧位转移到平卧位（图 1-43）。

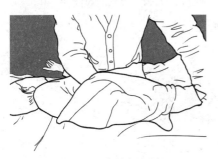

图 1-42 穿健侧衣袖

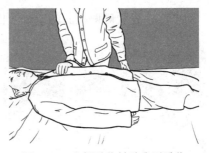

图 1-43 患侧卧位转移为平卧位

步骤 10：整理衣服，系扣。

3）操作完成后需做的工作

步骤1：再次与老人沟通。护理员："王爷爷，咱们已经穿好上衣了，您表现得非常棒，您先这样躺一会儿，等太阳更好时，我带您出去，有什么事情您按床头铃。"

步骤2：洗手并做记录。记录王爷爷穿上衣时的反应、皮肤有无异常等。

2. 帮助老年人脱上衣

1）操作前需做的准备工作

步骤1：环境准备。关闭门窗，室内温度、湿度适宜。

步骤2：护理员准备。护理员仪表端庄、服装整洁，洗净双手，擦干并温暖双手。

步骤3：用物准备。干净的床单、尿垫等。

步骤4：与王爷爷沟通交流。在为王爷爷脱衣服之前，需要先与王爷爷进行充分的沟通交流，告诉王爷爷下一步将进行什么操作活动，让王爷爷充分地了解清楚，取得其配合。

护理员应该站在王爷爷床的左侧（肢体的偏瘫侧）进行沟通交流，护理员："王爷爷，该睡觉了，我帮您脱上衣，请您配合我，好吗？"

2）为老年人脱上衣

步骤1：护理员将王爷爷放为平卧位。

步骤2：护理员站在王爷爷的患侧，帮助老人进行体位变化，首先由平卧位转向患侧卧位，偏瘫侧在下面（图1-44）。

步骤3：护理员一只手扶住老人的右侧肩膀，另外一只手扶住其髋部。

步骤4：先脱健侧上肢的衣袖（图1-45）。

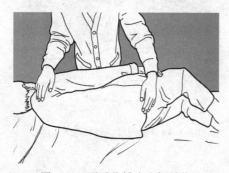

图1-44　平卧位转为患侧卧位

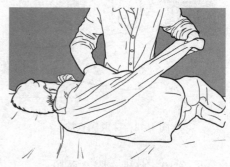

图1-45　脱健侧衣袖

步骤 5：衣服的其余部分掖到老人的身下。

步骤 6：护理员帮助老人由患侧卧位转移到仰卧位（图 1-46）。

步骤 7：护理员站在老人床的右侧，帮助老人身体转向健侧卧位，偏瘫侧在上面（图 1-47）。

步骤 8：拉出身下的衣服，再脱患侧衣袖（图 1-48）。

步骤 9：帮助老人由健侧卧位转移到仰卧位（图 1-49）。

步骤 10：盖好被子，整理脱下的上衣。

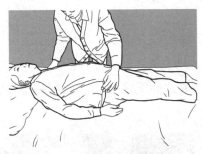

图 1-46　患侧卧位转移到仰卧位

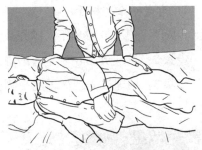

图 1-47　仰卧位转为健侧卧位

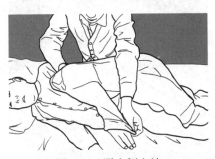

图 1-48　脱患侧衣袖

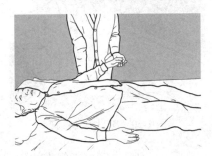

图 1-49　健侧卧位转移到仰卧位

3）操作完成后需做的工作

步骤 1：再次与老人沟通。护理员："王爷爷，咱们已经把上衣脱下来了，您表现得非常棒，您先休息吧，有什么事情您按床头铃。"

步骤 2：洗手并做记录。洗手后记录王爷爷脱上衣时的反应、皮肤有无异常等。

3. 帮助老年人穿裤子

1）操作前需做的准备工作

步骤 1：环境准备。关闭门窗，室内温度、湿度适宜。

步骤 2：护理员准备。护理员仪表端庄、服装整洁，洗净双手，擦干并温暖双手。

步骤3：用物准备。一条合适、干净的裤子，干净的床单、尿垫等。

步骤4：与王爷爷沟通交流。在为王爷爷穿衣服之前，需要先与王爷爷进行充分的沟通交流,告诉王爷爷下一步将进行什么操作活动,让王爷爷充分地了解,取得其配合。

护理员应该站在王爷爷床的左侧（肢体的偏瘫侧）进行沟通交流，护理员："王爷爷，该起床了，今天天气不错，阳光明媚，我帮您穿上裤子，洗漱完毕后，我带您到花园逛逛怎么样？下面，请您配合我，帮您穿好裤子，好吗？"

2）为老年人穿裤子

步骤1：护理员帮老年人掀开被子。

步骤2：护理员站在老年人的患侧，用单只手从裤脚口向上套（图1-50）。

步骤3：护理员先把裤子的一侧裤脚口套在患侧下肢上，再套健侧下肢（图1-51）。

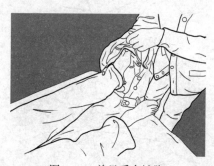

图1-50　单只手套裤脚

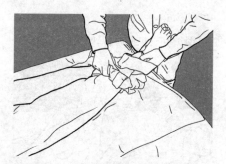

图1-51　穿患侧裤子及健侧裤子

步骤4：护理员轻握老年人的脚踝部，将双裤脚向上拉至接近臀部（图1-52）。

步骤5：护理员将老年人双下肢屈曲，两脚平放在床上，让老年人抬臀部，将裤子提至腰部，系好裤扣和腰带，平整穿上裤子（图1-53）。

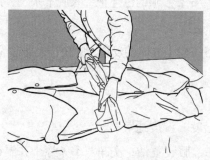

图1-52　向上拉双裤脚

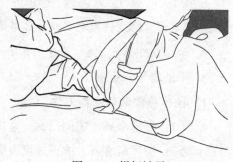

图1-53　提好裤子

步骤 6：为老年人安置舒适的体位。

3）操作完成后需做的工作

步骤 1：再次与老人沟通。护理员："王爷爷，咱们已经把裤子穿好了，您表现得非常棒。您先这样躺一会儿，有什么事情您按床头铃叫我。"

步骤 2：洗手并做记录。记录王爷爷穿裤子时的反应、皮肤有无异常等。

4．帮助老年人脱裤子

1）操作前需做的准备工作

步骤 1：环境准备。关闭门窗，室内温度、湿度适宜。

步骤 2：护理员准备。护理员仪表端庄、服装整洁，洗净双手，擦干并温暖双手。

步骤 3：用物准备。干净的床单、尿垫等。

步骤 4：与王爷爷沟通交流。在为王爷爷脱裤子之前，需要先与王爷爷进行充分的沟通交流，告诉王爷爷下一步将进行什么操作活动，让王爷爷充分地了解，取得其配合。

护理员应该站在王爷爷床的左侧（肢体的偏瘫侧）进行沟通交流，护理员："王爷爷，该睡觉了，我帮您脱裤子，请您配合我，好吗？"

2）为老年人脱裤子

步骤 1：护理员将王爷爷放为平卧位。

步骤 2：护理员帮助老人解开腰带和裤扣，如图 1-54 所示。

步骤 3：护理员将老人双下肢屈曲，双脚平放在床上，让老人抬臀部，将裤子脱至臀部以下，如图 1-55 所示。

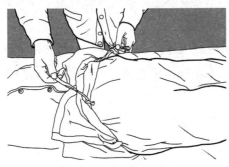

图 1-54 解开腰带和裤扣

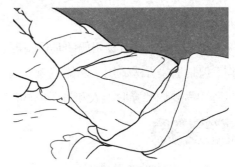

图 1-55 抬臀部脱裤子

步骤 4：护理员帮助老人脱健侧下肢的裤子，如图 1-56 所示。

步骤 5：护理员一只手将左侧下肢轻轻抬起，另外一只手将患侧下肢的裤子脱下，如图 1-57 所示。

步骤 6：将老人调整为舒适体位。

步骤 7：盖好被子，整理脱下的裤子。

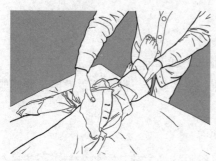 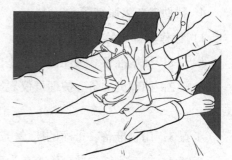

图 1-56　脱健侧裤子　　　　　　　　　图 1-57　脱患侧裤子

3）操作完成后需做的工作

步骤 1：再次与老人沟通。护理员："王爷爷，咱们已经把裤子脱下来了，您表现得非常棒，您先这样躺一会儿，有什么事情您按床头铃叫我。"

步骤 2：洗手并做记录。洗手后记录王爷爷脱裤子时的反应、皮肤有无异常等。

实训演练

杨奶奶，69 岁，3 个月前因左侧脑梗死导致右侧偏瘫，在医院治疗 1 个月后转入××老年公寓。早晨醒来，作为杨奶奶的照护人员，请帮助杨奶奶穿脱上衣和裤子。

方法指导：针对杨奶奶的具体情况，可按照上述方法进行穿脱衣服和裤子操作，但是上述方法适用于左侧偏瘫老人，而本案例中杨奶奶为右侧偏瘫，在演练过程中需要调整穿脱上衣和裤子的顺序。

拓展学习

1. 老年人的皮肤护理

在为老年人进行穿脱衣服时，若发现老年人皮肤有异常，应及时为老年人进行皮肤护理。老年人的皮肤护理要点如下。

1）精神调节

心情舒畅，经常保持乐观的情绪，愉快地工作和学习。心情豁达、开朗，可以充分解除心理压抑，保持良好的心境和正常血液循环，有助于延缓衰老，减少白发和皱纹。

2）适宜的营养和锻炼

饮食营养也是不可忽视的一个重要因素，饮食丰富、合理、多样化，可以充分供给皮肤代谢所需要的各种营养，摄入适量的水、蛋白质、维生素及微量元素，可以促进皮肤新陈代谢，使皮肤富有光泽和弹性；若营养不足，皮肤晦暗灰黄、干燥、脱屑，面部皱纹增多。适当的体育锻炼可促进身体新陈代谢，增强体质，提高皮肤适应外界环境变化的能力。

3）要注意皮肤清洁卫生

保持良好的卫生习惯，及时洗净皮肤毛发上的灰尘、污垢以及消除各种微生物，勿用刺激性大的肥皂，这样可以使皮肤清洁、健美，防止皮肤病的发生。

2. 可以借助穿脱衣服的辅助器具

对于无法弯腰、坐姿不稳或双手碰不到脚的老年人，自己无法徒手穿衣穿裤，或穿不上袜子，可以利用穿袜辅助器具和穿衣脱鞋辅助器具。

（1）穿袜辅助具是一个具有弹性与韧性的塑料套圈，两侧有夹子并连接有尼龙带。使用时，先将塑料套圈塞在袜筒内，将袜子撑开，用夹子夹住袜口两侧。脚尖伸入后，提尼龙带，把袜子带到一定位置，最后取出塑料套圈（图 1-58）。

（2）两用穿衣钩是一种两端带金属的补贴套，一端的拉链钩可帮助手指功能障碍者拉好衣服上的拉链；另一端为略呈菱形的钢丝环，可以帮助拉上纽扣（图 1-59）。

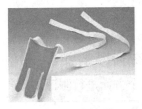

图 1-58 穿袜器

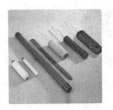

图 1-59 系扣器

（3）穿裤辅助具用连着几个圈套的钩，勾住裤子上的腰带祥，只需将两前臂伸入圈套即可提上裤子。此辅助器具适用于手部残疾者,但其肩关节应能屈曲外展,其肘关节也应能屈曲。

(4)脱鞋辅助具用木材或塑料制成,两端各有一串圆形凹口,下方有一横支杆装置。用此辅助具者,不需弯腰就可操作脱掉鞋子(图1-60)。

(5)穿鞋辅助具就是长柄鞋拔子(图1-61)。

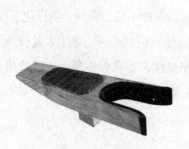

图1-60 脱鞋器

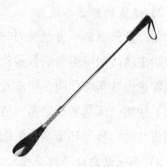

图1-61 长柄鞋拔子

3. 帮助老年人穿脱衣服的方法

1)穿脱前开襟衣服的方法

(1)穿上衣。让老人用健侧手将患侧手插入衣袖,然后用健侧手将衣领拉至患侧肩部,再将健侧手插入衣袖内,系好纽扣并整理好衣服。

(2)脱上衣。让老人用健侧手抓住衣领,将患侧肩部脱出,再用健侧手脱掉健侧衣袖,健侧手再将患侧衣袖脱出,即完成脱衣的动作。

2)坐位下穿脱裤子的方法

老人将患侧腿放在侧健腿上,用健侧手套上患侧裤腿拉至膝部以上,放下患侧腿。健侧腿穿上裤腿,拉至膝部以上后,老人站起来向上拉到腰部。整理平整裤子。坐位下脱裤子顺序与穿裤子顺序相反。

能力测评

对于本任务,可根据学生听课及模拟为王爷爷穿脱衣服的完成情况对学生进行测评。可从知识学习、技能要求和职业态度三个方面进行测评。

项　　目	测评标准		得分
知识学习（20分）	是否认真听老师讲课（6分）		
	听课过程中有无提出问题（6分）		
	能否回答老师提出的问题（8分）		
技能要求（50分）	操作是否标准、规范（40分）	穿脱衣服前是否与老人沟通（7分）	
		穿脱衣服前的姿势准备有无将身体移向远侧（7分）	
		穿脱衣服过程中是否询问老人的感受（7分）	
		穿脱衣服过程中是否检查老人皮肤有无红肿、破损等异常情况，进行骨突部位按摩（7分）	
		穿脱衣服后是否为老人取舒适体位（7分）	
		操作完成后记录内容是否完整、准确（5分）	
	操作过程中有无发现或者提出问题（5分）		
	与同学、老师是否有互动（5分）		
职业态度（30分）	操作前后是否洗手（5分）		
	与老人沟通时语气是否温柔，语速是否缓慢，吐字是否清晰（15分）		
	操作时动作是否柔和，是否有生拉硬拽（10分）		
总分（100分）			

课后练习题

一、选择题（选择一个正确的答案，并将相应的字母填入题内的括号中）

1. 帮助老年人穿衣服时，护理员应站在老年人的（　　　）。

　　A. 健侧　　　　　　　　　B. 患侧

　　C. 根据护理员的习惯　　　D. 根据老年人的喜好

2. 帮助老年人穿衣服时，应先将老年人转为（　　　）。

　　A. 患侧卧位　　B. 健侧卧位　　C. 仰卧位　　　D. 以上均不对

3. 帮助老年人脱衣服时，应先将老年人转为（　　　）。

　　A. 患侧卧位　　　B. 健侧卧位　　C. 仰卧位　　　D. 以上均不对

4. 对于无法弯腰、坐姿不稳或双手碰不到脚的老年人，可以选用（　　　）帮助老年人完成穿袜子。

　　A. 穿袜器　　　B. 系扣器　　　C. 脱鞋器　　　D. 长柄鞋拔子

5. 老年人的贴身衣服最好选择（　　　）。

　　A. 棉布或棉织品　　　　　　B. 化纤

C. 涤纶 D. 不受限制

二、判断题（将判断结果填入括号中，正确的填"√"，错误的填"×"）

1. 为偏瘫老年人选择衣服时，应选择宽大、松软、平滑的衣服。（　　　）

2. 为偏瘫老年人穿衣服时应先穿健侧衣袖。（　　　）

3. 为偏瘫老年人脱衣服时应先脱健侧衣袖。（　　　）

4. 在为老年人进行穿脱衣服时，应特别注意室内温度是否适宜。（　　　）

5. 帮助偏瘫老年人脱裤子时，应先脱患侧下肢裤腿。（　　　）

任务7　为老年人进行压力性尿失禁康复护理

由于各种原因，老年人常会出现不自主的尿液自尿道外口渗漏，即尿失禁。老人尿失禁护理不当容易导致皮肤红肿、痛痒、感染、溃烂，甚至引起泌尿系统感染，影响老年人的生活及社交。本任务介绍压力性尿失禁的康复护理方法。

学习目标

知识目标	知道老年人压力性尿失禁的训练方法； 知道老年人日常生活中如何避免尿失禁。
技能目标	会指导老年人进行压力性尿失禁训练。
态度目标	工作过程中有爱心、耐心和细心，严格遵守职业规范，认真严谨，注意对老年人隐私的保护等。

情景导入

王爷爷，63岁，半年前发现咳嗽的时候尿会不自主地流出来，就诊于当地医院，诊断为压力性尿失禁。作为王爷爷的照护人员，请为王爷爷进行压力性尿失禁康复护理。

问题讨论

1. 什么是压力性尿失禁？

2. 在帮助王爷爷锻炼的过程中需要注意什么？

3. 在本案例中，应如何帮助王爷爷锻炼？

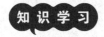

1. 压力性尿失禁的定义及病因

压力性尿失禁指喷嚏或咳嗽等腹压增高时出现不自主地尿液自尿道外口渗漏。症状表现为咳嗽、喷嚏、大笑等腹压增加时会不自主溢尿。体征是腹压增加时，能观测到尿液不自主地从尿道流出。尿动力学检查表现为充盈性膀胱测压时，在腹压增加而无逼尿肌收缩的情况下出现不随意漏尿。

（1）年龄。随着年龄增长，女性尿失禁患病率逐渐增高，高发年龄段为45～55 岁。年龄与尿失禁的相关性可能与随着年龄的增长而出现的盆底松弛、雌激素减少和尿道括约肌退行性变等有关。一些老年常见疾患，如慢性肺部疾患、糖尿病等，也可加速尿失禁进展。

（2）生育的胎次与尿失禁的发生呈正相关性。年龄过大生育者，尿失禁的发生可能性较大，经阴道分娩的女性比剖宫产的女性更易发生尿失禁，行剖宫产的女性比未生育的女性发生尿失禁危险性要大，使用助产钳、吸胎器、催产素等加速产程的助产技术同样有增加尿失禁的可能性，大体重胎儿的母亲发生尿失禁的危险性也大。

（3）盆腔脏器脱垂。压力性尿失禁和盆腔脏器脱垂紧密相关，二者常伴随存在。盆腔脏器脱垂患者盆底支持组织平滑肌纤维变细、排列紊乱，结缔组织纤维化和肌纤维萎缩可能与压力性尿失禁的发生有关。

（4）肥胖。肥胖女性发生压力性尿失禁的几率显著增高，减肥可降低尿失禁的发生率。

（5）遗传因素。遗传因素与压力性尿失禁有较明确的相关性，压力性尿失禁患者患病率与其直系亲属患病率显著相关。

2. 压力性尿失禁主要的临床症状

（1）轻度。一般活动及夜间无尿失禁，腹压增加时偶发尿失禁，不需佩戴尿垫。

（2）中度。腹压增加及起立活动时，有频繁的尿失禁，需要佩戴尿垫生活。

（3）重度。起立活动或卧位体位变化时即有尿失禁情况，严重地影响患者的生活及社交活动。

1. 操作前的准备工作

步骤1：环境准备。室内温度、湿度适宜；打开门窗，保持空气流通；无关人员较少，环境相对安静。

步骤2：护理员准备。护理员仪表端庄、服装整洁，洗净双手，擦干并温暖双手。

步骤3：与王爷爷沟通交流。在帮助王爷爷锻炼之前，需要先与王爷爷进行充分的沟通交流，让王爷爷充分了解他需要完成的动作，以便其配合。

2. 操作过程

步骤1：在安静休息时（坐位或者卧位均可）（如图1-62），让王爷爷集中意念进行肛门和阴茎的肌肉群快、慢两种方式收缩运动，就像解大便时，排出大便后有一次收缩那样，可按照口令进行：收缩—放松，收缩—放松，收缩—放松。慢收缩持续3~4 s，以慢口令进行。

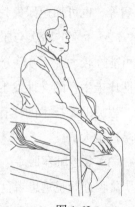

图1-62

收缩—2—3—4 放松，（停顿）

收缩—2—3—4 放松，（停顿）

收缩—2—3—4 放松。

在同一时段的运动中，要进行相同数目的快及慢收缩。

步骤2：排空膀胱练习。收缩—咳嗽—放松—中止，（重复）

步骤3：在膀胱有少量尿时锻炼。收缩—咳嗽—咳嗽—放松—中止，（重复）

步骤4：在憋尿时锻炼。收缩—咳嗽—咳嗽—咳嗽—放松—中止，（重复）

步骤2、步骤3、步骤4的操作可以称为特殊压力锻炼。由于王爷爷咳嗽时尿失禁，肌肉锻炼应该在咳嗽时进行。如果跳跃时漏尿，就要在跳跃时练习收紧盆底肌肉。

实训演练

孙奶奶，70岁，2年前诊断为尿失禁，每次快走或者用力时，都会有尿流出，请大家思考如何为孙奶奶制定正确的锻炼方法？在锻炼的过程中应该注意什么？

拓 展 学 习

压力性尿失禁康复训练注意事项

（1）正确进行。确定正在使用正确的肌肉。如果女性适得其反地紧张腹壁肌肉，反而会使膀胱压力增加而加重尿失禁。

（2）定时进行。每日 10 个时段，做相同数目的快、慢收缩，渐渐增加每日收缩次数，正常情况下每天最多的收缩次数是 150 次。也就是说不能超过每天 10 个运动时段，每个时段收缩 15 次（等同次数的快与慢收缩）。

（3）适当进行，切勿过量。通过特殊压力锻炼，学懂最需要时会使用到的肌肉。

（4）持续进行。恢复控制小便后，仍要坚持不懈地练习，保持良好的状态。

（5）要增强肌肉强度及耐力，收缩必须短暂、多次、尽最大力和每天坚持进行。

（6）在为老年人选择裤子的时候，尽量选择松紧裤，避免穿需要系腰带或者系纽扣的裤子。

（7）禁喝饮料、果汁，少吃糖、少吃辣椒，减少跳跃运动或者运动量过大。

能 力 测 评

对于本任务，可根据学生听课及模拟为王奶奶锻炼的完成情况对学生进行测评。可从知识学习、技能要求和职业态度三个方面进行测评。

项　　目	测评标准		得分
知识学习 （20分）	是否认真听老师讲课（6分）		
	听课过程中有无提出问题（6分）		
	能否回答老师提出的问题（8分）		
技能要求 （50分）	操作是否 标准、规范 （40分）	锻炼前是否确认室内环境相对安静（10分）	
		锻炼前是否确认老人的体位是否舒适（10分）	
		锻炼前及锻炼过程中是否与老人有充足而有效的沟通（10分）	
		操作完成后记录内容是否完整、准确（10分）	
	操作过程中有无发现或者提出问题（5分）		
	与同学、老师是否有互动（5分）		

（续）

项　　目	测评标准	得分
职业态度 （30分）	操作前后是否洗手（10分）	
	与老人沟通时语气是否温柔，语速是否缓慢，吐字是否清晰（10分） 是否注意对老人隐私的保护（10分）	
总分（100分）		

课后练习题

一、选择题（选择一个正确的答案，并将相应的字母填入题内的括号中）

1. 压力性尿失禁与（　　　）有关。

    A. 年龄   B. 生育

    C. 盆腔脏器脱垂   D. 以上都是

2. 进行压力性尿失禁盆底肌训练时，一般每天不超过（　　　）运动时段。

    A. 10个   B. 15个   C. 20个   D. 5个

3. 进行压力性尿失禁训练时，应注意（　　　）。

    A. 定时进行   B. 持续进行   C. 正确进行   D. 以上都是

二、判断题（将判断结果填入括号中，正确的填"✓"，错误的填"×"）

1. 压力性尿失禁指喷嚏或咳嗽等腹压增高时出现不自主的尿液自尿道外口渗漏。（　　　）

2. 轻度压力性尿失禁不需要佩戴尿垫。（　　　）

3. 中度压力性尿失禁需要佩戴尿垫生活。（　　　）

4. 为压力性尿失禁老年人进行盆底肌训练时，要增强肌肉强度及耐力，收缩必须短暂、多次、尽最大力和每天坚持进行。（　　　）

5. 压力性尿失禁训练应在恢复控制小便后，仍要坚持不懈地练习，保持良好的状态。（　　　）

为老年人进行体位转移

老年人长期卧床，容易导致受压部位血液循环不通畅，严重时可发生压疮、肌肉萎缩、关节挛缩、肺部感染、尿路感染、静脉血栓等并发症，帮助长期卧床老年人进行翻身、坐起训练、站起训练、床椅间的转移等体位转移能够在一定程度上避免以上并发症的出现，促进老人康复。对于肢体活动困难的老年人，自行完成体位转移较为困难，需要照护人员定期为其进行体位转移。本模块将介绍帮助老年人进行体位转移的相关知识及方法。

任务1　帮助老年人由仰卧位转换为侧卧位

卧床老年人一般每隔1~2个小时进行一次翻身，以保持舒适体位，促进身体恢复，预防肌肉萎缩、压疮等并发症发生。本任务介绍帮助老年人由仰卧位转换为侧卧位的相关知识及方法。

学习目标

知识目标	知道体位和体位转移的定义、作用、分类、基本原则、选择方法； 知道翻身所需间隔时间； 知道帮助老年人由仰卧位转换为侧卧位的方法和注意事项。
技能目标	会为卧床老年人进行翻身。
态度目标	在操作过程中，具备爱心、耐心、细心，与老年人沟通时语气要温柔，语速缓慢，注意询问老年人的感受，仔细观察有无异常情况。

情景导入

张奶奶，68岁，1个月前因右侧脑梗死导致左侧偏瘫，在医院治疗半个月后转入××老年公寓。现张奶奶午饭后仰卧已经1个多小时，作为张奶奶的照护人员，请帮助张奶奶由仰卧位转换为侧卧位。

在本案例中，张奶奶为左侧偏瘫老人，自主活动困难，需要照护人员帮助翻身，以预防压疮等并发症的出现。张奶奶为偏瘫患者，在由仰卧位转为侧卧位时可分为健侧卧位和患侧卧位，翻身后还需考虑张奶奶良肢位摆放问题。本案例中介绍帮助张奶奶从仰卧位转换为健侧卧位即右侧卧位的方法。

问题讨论

1. 什么是体位转移？有什么作用？

2. 体位转移有哪些类型？基本原则是什么？

3. 一般情况下，隔多长时间为卧床老年人翻身比较合适？

4. 对于脑卒中等有肢体活动功能障碍的老年人和因虚弱导致的卧床老年人，为他们进行翻身等体位转移时有没有不同的地方？

5. 在本案例中，应如何为张奶奶进行翻身？

知识学习

1. 体位转移的定义及目的

1) 体位转移的定义

体位转移是指人体从一种姿势转移到另一种姿势的过程。对于长期卧床的老年人，一般情况下，每隔1～2小时就需要为老年人进行一次翻身，如皮肤出现发红等异常情况应缩短翻身间隔时间。

2) 体位转移的目的及意义

（1）使患者能够更好地完成各种日常生活活动。

（2）定期的体位转移，可促进血液循环，预防因静止卧床而引起的坠积性肺炎、压疮、肌肉萎缩、关节挛缩和深静脉血栓等并发症的发生，最大限度地保持各关节的活动范围。

（3）根据康复训练要求，需要有体位转移的配合，才能实现康复训练目的。因此，体位转移对于保障康复训练和促进康复效果具有极其重要的意义。

2. 体位转移的分类

体位转移一般分为独立转移、辅助转移和被动转移三大类。

1) 独立转移

独立转移是指由患者独立完成、不需他人帮助的转移方法，包括床上转移、卧坐转移、坐站转移及轮椅转移，在转移时可借助一些辅助器具，如滑板等。

2）辅助转移

辅助转移是指由治疗师或护理人员协助的转移方法。

3）被动转移

被动转移即搬运，是指患者因瘫痪程度较重而不能对抗重力，要完成独立转移及辅助转移时，完全由外力将患者整个抬起，从一个地方转移到另一个地方，分为人工搬运和机械搬运。

3. 体位转移的基本原则

1）独立转移的基本原则

（1）水平转移时，相互转移的两个平面之间的高度应尽可能相等。

（2）相互转移的两平面的物体应稳定，轮椅必须制动。

（3）相互转移的两平面应尽可能靠近。

（4）床垫和椅面应有一定硬度。

（5）教会患者利用体重、惯性来摆动。

（6）注意安全。

（7）患者学习独立转移时机要适当。

（8）有多种方法可供选择时，以最安全、最容易的方法为首选。

2）辅助转移的基本原则

（1）与患者之间应相互信任。

（2）应熟知患者的病情、能力。

（3）必须准备好必要的设施与空间，保证安全、有效。

（4）辅助人员需要相当的技巧而不能靠蛮力。

（5）防止脚底打滑。

（6）指令应简单、明确。

（7）应留意患者突然或不正常的动作，避免意外。

（8）随着患者功能的恢复，帮助应逐渐减少。

3）被动转移的基本原则

（1）患者应消除紧张心理，对帮助者要有信心。

（2）搬运时患者应当向前看。

（3）搬运过程中患者应保持开始转移时的姿势，不再改变。

（4）若搬运过程需要两个以上的搬运员，则每一位搬运员都必须了解整个转移程序及方向。

（5）利用机械搬运时，应检查器械是否完好。

（6）转移时不能增加患者的痛苦，不能加重病情。

4. 体位转移方法的选择

（1）患者能够独立转移时则尽量不要帮助，能提供少量帮助时则不要提供大量帮助，而被动转移作为最后选择的转移方法。

（2）患者残疾较重或存在认知障碍时不要勉强其独立进行转移活动。

（3）转移距离过远时，难以依靠一个人的帮助；转移频繁时，不便使用升降机。

操 作 步 骤

1. 操作前需做的准备工作

步骤1：环境准备。室内温度、湿度适宜，通风良好，无对流风，适合为张奶奶进行翻身操作。

步骤2：护理员准备。护理员洗手、穿戴整洁，无长指甲等。

步骤3：与张奶奶沟通交流。在进行操作前，需与老人进行沟通交流，告知老人即将进行的操作是什么，翻身的意义和方法，取得老人配合。

护理员站在张奶奶的右侧，说："张奶奶，您躺了一个多小时了，是不是有些累了呀，我来帮您翻翻身吧。咱们一起翻到我这个方向来，怎么样啊！一会儿有些动作还需要您配合我来做，待会儿您就按我说的做，好吗？"

2. 帮助老人由仰卧位转换为右侧卧位

1）翻身前的姿势准备

步骤1：将身体移向远侧（即向张奶奶的左侧移）。

步骤2：将头转向右侧，将左上肢放在胸前，右侧肩关节外展外旋、右侧肘关节屈曲90°，右手放在脸旁。

步骤3：将左侧膝关节屈曲、左脚踩在床上，如图2-1所示。

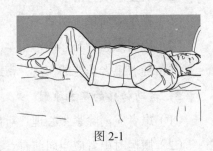

图2-1

上述动作如果老年人能够自行完成，即让老年人自行完成，不能完成部分则由护理员帮助完成。

2) 进行翻身

步骤 1：护理员左手放在老年人的左侧肩部，右手放在左侧髋部。

步骤 2：嘱咐老人配合护理员一起用力翻向护理员一侧，即老人的右侧，如图 2-2 所示。

步骤 3：检查老人皮肤。检查老人皮肤有无红肿破损等异常现象，并对肩胛骨、肘部、髋部、骶尾部、外踝、足跟等骨突部位进行按摩。

步骤 4：舒适卧位。在背后垫一大靠枕（防止向后倾），胸前放一大软枕，左上肢放在软枕上，将左侧髋部微屈、左侧膝部屈曲，左膝下垫一软枕，如图 2-3 所示。

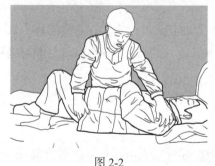
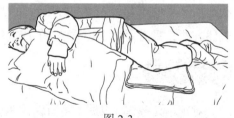

图 2-2　　　　　　　　　　　　　　　图 2-3

步骤 5：整理床单。

步骤 6：拉下床挡板，防止老人从床上滑落。

操作过程中应注意观察老年人的反应，询问老年人感受，有无头晕、恶心等症状，一旦出现异常反应，应停止操作，并恢复之前的体位。如老年人带有鼻饲管、尿管、各种引流管、输血管、输液管等时，翻身前要安放妥当，翻身后要检查各种管道是否脱落或受压。

3. 翻身完成后需做的工作

步骤 1：再次与老人沟通。如"张奶奶，咱们完成了翻身，您表现得非常棒，您先这样躺一会儿，有什么事情您按床头铃。您休息吧，我先出去了，待会儿我再过来看您"。

步骤 2：洗手并做记录。洗手后记录张奶奶翻身时间、皮肤有无异常、翻身过程中的反应等。

小贴士

如将张奶奶转为左侧卧位，需将上述方法中涉及方向的换为反方向，此外，翻身完成后应按照患侧卧位良肢位摆放方法对张奶奶进行良肢位摆放。

实训演练

李爷爷，76 岁，1 个半月前因左侧脑出血导致右侧偏瘫，在医院治疗 20 天后转入××老年公寓。李爷爷现为仰卧位，请帮助李爷爷由仰卧位转换为侧卧位。

方法指导：针对李爷爷的情况，可按照上述方法进行操作，但需注意上述方法适用于将偏瘫老年人由仰卧位转换为健侧卧位，即若将李爷爷翻向左侧可采取上述方法，只需要将上述方法中的方向变为相反的方向。

能力测评

对于本任务，可根据学生听课及为张奶奶翻身完成情况对学生进行测评。可从知识学习、技能要求和职业态度三个方面进行测评。

项　　目	测评标准		得分
知识学习 （20分）	是否认真听老师讲课（6分）		
	听课过程中有无提出问题（6分）		
	能否回答老师提出的问题（8分）		
技能要求 （50分）	操作是否标准、规范 （40分）	翻身前是否与老人沟通（5分）	
		翻身前的姿势准备时有无将身体移向远侧（5分）	
		翻身后是否询问老人的感受（5分）	
		翻身后是否检查皮肤有无红肿、破损等异常情况，进行骨突部位按摩（5分）	

（续）

项 目	测评标准		得分
技能要求（50分）	操作是否标准、规范（40分）	翻身后是否取舒适卧位（5分）	
		翻身后有无整理床单（5分）	
		翻身后有无放下床挡板（5分）	
		操作完成后记录内容是否完整、准确（5分）	
	操作过程中有无发现或者提出问题（5分）		
	与同学、老师是否有互动（5分）		
职业态度（30分）	操作前后是否洗手（5分）		
	与老人沟通时语气是否温柔，语速是否缓慢，吐字是否清晰（15分）		
	操作时动作是否柔和，是否有生拉硬拽（10分）		
总分（100分）			

课后练习题

一、选择题（选择一个正确的答案，并将相应的字母填入题内的括号中）

1. 帮助老年人从仰卧位转为侧卧位时，应先将老年人身体移向（　　　）。

　　A. 远侧　　　　　B. 近侧　　　　　C. 中间　　　　　D. 床尾

2. 帮助老年人从仰卧位转为侧卧位时，护理员的手应放在（　　　）。

　　A. 一手放在老年人肩部，一手放在髋部

　　B. 两侧肩部

　　C. 腰部

　　D. 以上都不对

3. 帮助老年人从仰卧位转为侧卧位后，应在老年人背后垫一（　　　）。

　　A. 大枕头　　　　　　　　　　B. 小软枕

　　C. 不需要垫东西　　　　　　　D. 以上都不对

二、判断题（将判断结果填入括号中，正确的填"✓"，错误的填"×"）

1. 体位转移一般分为独立转移、辅助转移和被动转移三大类。（　　　）

2. 被动转移时完全由护理员帮助老人进行转移。（　　　）

3. 转移频繁时，不便于使用升降机进行转移。（　　　）

4. 在进行体位转移前，应与老年人进行充分沟通交流，告知老年人即将进行的操作。（　　　）

5. 帮助老年人从仰卧位转为侧卧位时,不需要先将老年人移向远侧。(　　　)

任务2　帮助老年人由仰卧位转换为床边坐起

当卧床老年人(如脑卒中老年人)功能恢复到一定程度时,可在照护人员的帮助下进行坐起训练。本任务将介绍帮助老年人由仰卧位转换至床边坐起的方法。

学习目标

知识目标	知道帮助老年人由仰卧位转换至床边坐起的方法、注意事项。
技能目标	会帮助老年人由仰卧位转换为床边坐起。
态度目标	在操作过程中,具备爱心、耐心、细心,与老年人沟通时语气要温柔,语速缓慢,注意询问老年人的感受,仔细观察有无异常情况。

情景导入

张奶奶,68岁,1个月前因右侧脑梗死导致左侧偏瘫,在医院治疗半个月后转入××老年公寓。张奶奶午饭后仰卧已经1个多小时,现想在床边坐一会儿,作为张奶奶的照护人员,请帮助张奶奶由仰卧位转换至床边坐起。

在本案例中,张奶奶为左侧偏瘫老人,自主活动仍存在一些困难,目前由仰卧位至床边坐起时需要照护人员帮助。本案例将介绍帮助张奶奶从仰卧位转换为床边坐起的方法。

问题讨论

1. 帮助张奶奶进行体位转换有哪些作用?

2. 在本案例中,应如何帮助张奶奶由仰卧位转换为床边坐起?

3. 在帮助张奶奶由仰卧位转换为床边坐起时有哪些注意事项?

方法指导

1. 张奶奶为左侧偏瘫老人,在由仰卧位转换至床边坐起时一般是从健侧(即右侧)坐起,这样便于老年人参与到操作中。

2. 张奶奶功能恢复较差时，可以在护理员帮助下由仰卧位转换至床边坐起。当其功能恢复较好时，可以在护理员的保护下，由护理员指导老年人自己独立完成由仰卧位转换至床边坐起。

3. 老年人由仰卧位转换至坐位时，应注意预防出现头晕、恶心等不良反应，操作过程应动作缓慢、柔和，操作过程中应仔细询问老年人的感受。操作过程中，老年人如有异常反应，应立即停止操作，并恢复之前的体位。

操作步骤

1. 操作前需做的准备工作

步骤 1：环境准备。室内温度、湿度适宜，通风良好，无对流风，适合进行帮助张奶奶由仰卧位转换为床边坐起的操作。

步骤 2：护理员准备。护理员洗手、穿戴整洁，无长指甲等。

步骤 3：用物准备。软枕或体位垫、浴巾，必要时准备床单、尿垫、衣服等。

步骤 4：与张奶奶沟通交流。在进行操作前，需与老人进行沟通交流，评估老人的身体状况。护理员向老人解释说明即将进行的操作是什么，取得老人配合。

护理员站在床的右侧，说："张奶奶，您躺了有一段时间了，是不是有些累了呀，想不想坐起来一会儿，我来帮您起来到床边坐坐吧！有些动作还需要您配合我来做，待会儿您就按我说的做，好吗？"

2. 将老人由仰卧位转换至床边坐起

1）坐起前的姿势准备

护理员站在张奶奶健侧（即右侧），协助其转至右侧卧位，并帮助老人将双下肢放到床边，如图 2-4 所示。

2）转换至床边坐起

步骤 1：护理员双手扶托老人双肩并向前上方牵拉。

步骤 2：嘱咐老人向前上方侧屈头，同时用右侧肘部支撑床面抬起躯干，并逐渐改为前臂及手支撑，与护理员一起以骨盆为轴用力使身体转换至坐位，如图 2-5 所示。

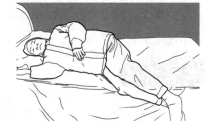

图 2-4

步骤 3：检查皮肤有无红肿破损等异常现象，并对肩胛骨、肘部、背部等骨突部位进行按摩。

步骤 4：取舒适坐位。帮助老人调整姿势，取舒适坐位，老人刚坐起时可让其用健侧手（即右手）支撑床面以保持平衡，如图 2-6 所示。

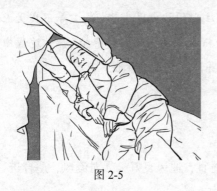
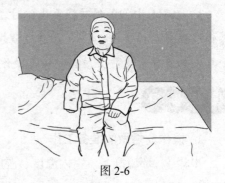

图 2-5 　　　　　　　　　　　　　　　　图 2-6

步骤 5：整理床单。

小贴士

操作过程中应询问老年人感受，有无头晕、恶心等症状。一旦出现异常反应，应立即停止操作，并恢复之前的体位。如老年人带有鼻饲管、尿管、各种引流管、输血管、输液管等时，坐起前要安放妥当，坐起后要检查各种管道是否脱落或受压。

3. 操作完成后需做的工作

步骤 1：再次与老人沟通。护理员："张奶奶，现在您已经坐到床边来了，您表现得非常棒，这样是不是舒服了，您先这样坐一会儿，我先出去一下，有什么事情您按床头铃。"

步骤 2：洗手并做记录。洗手后记录张奶奶由仰卧位转换至床边坐起的时间、操作过程中的反应等。

实训演练

李爷爷，76 岁，1 个半月前因左侧脑出血导致右侧偏瘫，在医院治疗 20 天后转入××老年公寓。李爷爷现为仰卧位，请帮助李爷爷由仰卧位转换至床边坐起。

方法指导：针对李爷爷的情况，可按照上述方法进行操作，只需要将上述方法中的方向变为相反的方向即可。

能力测评

对于本任务，可根据学生听课及帮助张奶奶由仰卧位转换为床边坐起操作完成情况对学生进行测评。可从知识学习、技能要求和职业态度三个方面进行测评。

项　目	测评标准		得分
知识学习 （20分）	是否认真听老师讲课（6分）		
	听课过程中有无提出问题（6分）		
	能否回答老师提出的问题（8分）		
技能要求 （50分）	操作是否 标准、规范 （40分）	操作前是否与老人沟通（6分）	
		由仰卧位转换至床边坐起前的姿势准备时是否正确，是否让老人参与到操作过程中（6分）	
		操作过程中是否观察、询问老人的感受（5分）	
		坐起后是否检查皮肤有无红肿、破损等异常情况，是否进行骨突部位按摩（7分）	
		坐起后是否取舒适体位，是否保证老人安全（6分）	
		坐起后有无整理床单（6分）	
		操作完成后记录内容是否完整、准确（4分）	
	操作过程中有无发现或者提出问题（5分）		
	与同学、老师是否有互动（5分）		
职业态度 （30分）	操作前后是否洗手（5分）		
	与老人沟通时语气是否温柔，语速是否缓慢，吐字是否清晰（15分）		
	操作时动作是否柔和，是否有生拉硬拽（10分）		
总分（100分）			

课后练习题

一、选择题（选择一个正确的答案，并将相应的字母填入题内的括号中）

1. 帮助老年人由仰卧位转换为床边坐起时，护理员应站在老年人的（　　　）。

    A. 健侧　　　　　　　　　　B. 患侧

    C. 任意一侧　　　　　　　　D. 根据护理员的喜好

2. 帮助偏瘫老年人由仰卧位转换为床边坐起时，护理员双手放在老年人（   ）。

        A. 双肩   B. 腰部

        C. 髋部   D. 一手肩部，一手腰部

3. 老年人由仰卧位转换为床边坐起时可用（   ）支撑床面以利于床边坐起。

        A. 肘部   B. 前臂   C. 手   D. 以上都是

二、判断题（将判断结果填入括号中，正确的填"✓"，错误的填"✗"）

1. 帮助老年人由仰卧位转为床边坐起时动作应缓慢，以避免老年人发生体位性低血压。（   ）

2. 帮助偏瘫老年人由仰卧位转换为床边坐起时一般从老年人的患侧坐起。（   ）

3. 偏瘫老年人由仰卧位转换为床边坐起时应配合护理员共同完成操作。（   ）

4. 老年人由仰卧位转换为床边坐起时一般先转换为侧卧位，再完成床边坐起。（   ）

5. 帮助老年人由仰卧位转换为床边坐起后，应注意观察老年人是否能够保持坐位平衡。（   ）

任务3　帮助老年人由仰卧位转换为坐位

对于需要卧床休息的老年人，可适当变换为床上坐位休息，能够有效预防体位性低血压，也有利于下一步进行站立训练。

学习目标

知识目标	知道帮助老年人由仰卧位转至坐位的方法、注意事项。
技能目标	会帮助老年人由仰卧位转换为坐位。
态度目标	在操作过程中，具备爱心、耐心、细心，与老年人沟通时语气要温柔，语速缓慢，注意询问老年人的感受，仔细观察有无异常情况。

情景导入

　　李爷爷，70岁，入住××老年公寓两年。1周前李爷爷不慎发生小腿骨折，已在医院进行了相关处理，现遵医嘱回到××老年公寓卧床休息。作为李爷爷的照护人员，请帮助李爷爷由仰卧位转换为坐位。

　　在本案例中，李爷爷因小腿骨折，需卧床休息，为保持舒适体位和预防压疮出现，需要照护人员帮助其进行体位转换。本案例将介绍帮助李爷爷从仰卧位转换为坐位的方法。

问题讨论

　　1. 为什么要帮助李爷爷变换体位？

　　2. 在本案例中，应如何帮助李爷爷由仰卧位转换为坐位？

　　3. 在帮助李爷爷由仰卧位转换为坐位时有哪些注意事项？

方法指导

　　长期卧床的老年人，由卧位转换为坐位时，由于体位发生较大变化，容易出现恶心、头晕、呕吐等症状。因此，在帮助老年人时应动作轻柔和缓慢，并仔细询问老年人的感受。

操作步骤

1. 操作前需做的准备工作

　　步骤1：环境准备。室内温度、湿度适宜，通风良好，无对流风，适合进行帮助李爷爷由仰卧位转换为坐位的操作。

　　步骤2：护理员准备。护理员洗手、穿戴整洁，无长指甲等。

　　步骤3：用物准备。软枕或体位垫、浴巾，必要时准备床单、尿垫、衣服等。

　　步骤4：与李爷爷沟通交流。在进行操作前，需与老人进行沟通交流，告知老人即将进行的操作是什么，老人有意愿且身体状况许可。

　　护理员："李爷爷，您躺了一个多小时了，是不是有些累了呀，我扶您起来坐一下吧，怎么样啊！一会儿有些动作还需要您配合我来做，待会儿您就按我说的做，好吗？"

2. 帮助老年人由仰卧位转换为床上坐位

1）坐起前的姿势准备

将双上肢置于身体两侧，双侧肘关节屈曲置
于床面上，如图 2-7 所示。

2）帮助坐起

步骤 1：护理员站在老人侧前方，双手扶托
其双肩并向前上方牵拉。

步骤 2：嘱咐老人利用双肘支撑床面抬起躯

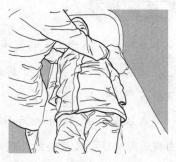

图 2-7

干后，并逐渐改用双手支撑身体，配合护理员一起用力坐起，如图 2-8 所示。

步骤 3：取舒适坐姿。可在老人背后垫一大靠枕，并询问其感受，有无头晕、
恶心等症状。一旦出现异常反应应立即停止操作，并恢复之前的体位，如图 2-9
所示。

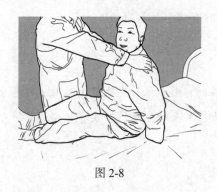

图 2-8

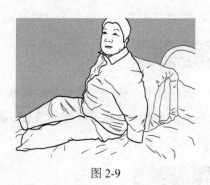

图 2-9

步骤 4：检查皮肤有无红肿、破损等异常现象，并对肩胛骨、肘部等骨突部
位进行按摩。

步骤 5：整理床单。

步骤 6：拉下床挡板，防止老人从床上滑落。

小贴士

如老年人带有鼻饲管、尿管、各种引流管、输血管、输液管等时，坐起前要安放妥
当，坐起后要检查各种管道是否脱落或受压。

3. 坐起完成后需做的工作

步骤 1：再次与老人沟通。护理员："李爷爷，咱们现在坐好了，您表现得非

常棒，您先这样坐一会儿，有什么事情您按床头铃。"

步骤 2：洗手并做记录。洗手后记录李爷爷坐起时间、皮肤有无异常、坐起操作过程中的反应等。

实 训 演 练

张奶奶，74 岁，入住××老年公寓 1 年半，患有慢性肾衰，近期病情加重，遵医嘱卧床休息。张奶奶在床上仰卧已 1 个多小时，想坐起来休息一下，作为张奶奶的照护人员，请帮助张奶奶由仰卧位转换为坐位。

方法指导：操作方法同操作步骤部分。

能 力 测 评

对于本任务，可根据学生听课及帮助李爷爷由仰卧位转换为坐位操作完成情况对学生进行测评。可从知识学习、技能要求和职业态度三个方面进行测评。

项　目	测评标准		得分
知识学习 （20 分）	是否认真听老师讲课（6 分）		
	听课过程中有无提出问题（6 分）		
	能否回答老师提出的问题（8 分）		
技能要求 （50 分）	操作是否 标准、规范 （40 分）	操作前是否与老人沟通（5 分）	
		坐起前的姿势准备时是否正确，坐起时是否让老人参与到操作过程中（5 分）	
		坐起后是否询问老人的感受（5 分）	
		坐起后是否检查皮肤有无红肿、破损等异常情况，进行骨突部位按摩（6 分）	
		坐起后是否取舒适体位（5 分）	
		坐起后有无整理床单（5 分）	
		坐起后有无放下床挡板（4 分）	
		操作完成后记录内容是否完整、准确（5 分）	
	操作过程中有无发现或者提出问题（5 分）		
	与同学、老师是否有互动（5 分）		

（续）

项　　目	测评标准	得分
职业态度 （30分）	操作前后是否洗手（5分）	
	与老人沟通时语气是否温柔，语速是否缓慢，吐字是否清晰（15分）	
	操作时动作是否柔和，是否有生拉硬拽（10分）	
总分（100分）		

课后练习题

一、选择题（选择一个正确的答案，并将相应的字母填入题内的括号中）

1. 帮助老年人由仰卧位转换为坐位的作用（　　　）。

　　A. 预防体位性低血压　　　　　B. 为站立做好准备

　　C. 变化体位避免压疮出现　　　D. 以上都是

2. 帮助老年人由仰卧位转换为坐位时，护理员的双手应放在老年人的（　　　）。

　　A. 双肩　　　　B. 髋部　　　　C. 腰部　　　　D. 任意位置

3. 老年人由仰卧位转换为坐位后，应在老年人背后放（　　　）。

　　A. 大枕头　　　B. 小软枕　　　C. 不需放东西　　D. 以上都不对

二、判断题（将判断结果填入括号中，正确的填"✓"，错误的填"×"）

1. 帮助老年人由仰卧位转换为坐位时应注意预防体位性低血压。（　　　）

2. 老年人由仰卧位转换为坐位时不需参与到操作中，只需等待护理员将自己扶起来即可。（　　　）

3. 老年人由仰卧位转换为坐位时，老年人的双手应支撑床面配合护理员一起完成操作。（　　　）

4. 帮助老年人由仰卧位转换为坐位时，动作应缓慢轻柔。（　　　）

5. 老年人由仰卧位转换为坐位后应在老年人背后垫一大枕头。（　　　）

任务4　帮助老年人由坐位转换为站位

当卧床老年人（如脑卒中老年人）功能恢复到一定程度时，可在照护人员的帮助下进行站起训练。本任务将介绍帮助老年人由坐位转换至站位的方法。

学习目标

知识目标	知道帮助老年人由坐位转换为站位的方法、注意事项。
技能目标	会帮助老年人由坐位转换为站位。
态度目标	在操作过程中，具备爱心、耐心、细心，与老年人沟通时语气要温柔，语速缓慢，注意询问老年人的感受，仔细观察有无异常情况。

情景导入

张奶奶，68岁，1个半月前因右侧脑梗死导致左侧偏瘫，在医院治疗半个月后转入××老年公寓。进入老年公寓后，公寓医护人员继续为张奶奶进行康复训练，目前张奶奶已能够独自完成由仰卧位转换至床边坐起，现在张奶奶想学习站起来，作为张奶奶的照护人员，请帮助张奶奶由坐位转换为站位。

在本案例中，张奶奶为左侧偏瘫老人，已经恢复了部分功能活动，现在张奶奶将学习如何在护理员帮助下由坐位转换至站位。本案例将介绍帮助张奶奶从坐位转换为站位的方法。

问题讨论

1. 帮助老年人进行站起训练有什么意义？

2. 一般在什么情况下可以帮助老年人练习由坐位转换至站位的训练？

3. 在本案例中，应如何帮助张奶奶由坐位转换为站位？

4. 在帮助张奶奶进行站起训练时有哪些注意事项？

知识学习

1. 站起训练的作用

当长期卧床老年人具备了站起训练条件后，进行站起训练，可以有效地预防老年人各器官萎缩、老化，使骨骼、肌肉、韧带等得到锻炼，促进血液循环，对于预防骨质疏松、高血压、糖尿病等疾病有积极的作用，从而提高老年人机体的各项生理功能，促进身体健康。

2. 进行站起训练的时机

在帮助老年人进行站起训练时，应先对老年人身体状况进行评估，只有当老年人具备了站起训练的条件时，方可对其进行训练。

3. 具备什么样的条件才能为偏瘫老年人进行站起训练

（1）坐位平衡良好，老人能够安全、稳定地保持坐位。

（2）健侧下肢有负重能力。

（3）患侧下肢因中风导致的异常运动模式有所改善，患侧髋关节、膝关节及踝关节有一定的控制能力，髋关节能够进行一定的内收内旋，踝关节跖屈得到一定矫正（可通过训练或者佩戴矫形器）。

4. 进行站起训练的注意事项

（1）在刚开始为偏瘫老年人进行站起训练时，膝关节控制不稳，容易发生膝过伸。在帮助老年人站起时，护理员可用自己的两个膝盖夹住老年人的患侧膝盖或者用膝盖抵在老年人患侧膝关节的外侧。

（2）对于功能恢复较差的老年人，刚开始进行站起训练时，总会担心跌倒，为保证老年人的安全，可在平行杠里进行训练。

（3）训练时护理员应站在老年人的患侧，防止老年人跌倒，保证老年人的安全。

操作步骤

1. 操作前需做的准备工作

步骤1：环境准备。室内温度、湿度适宜，无对流风，适合进行帮助张奶奶由坐位转换为站位的操作。

步骤2：护理员准备。护理员洗手、穿戴整洁，无长指甲等。

步骤3：用物准备。软枕或体位垫、浴巾，必要时准备床单、尿垫、衣服等。

步骤4：与老人沟通交流。在进行操作前，需与老人进行沟通交流，评估老人的身体状况，确定老人的身体状况符合站起训练的条件。护理员向老人解释说明即将进行的操作是什么，取得老人配合。

护理员："张奶奶，刚才我对您的身体状况进行了简单的评估，您现在的身体状况能够练习站起来了，您想不想学习站起来呢？一会儿有些动作还需要您配合我来做，待会儿您就按我说的做，好吗？"

2. 帮助老人由坐位转换为站位

1）站起前的姿势准备

步骤1：老人呈浅坐位（臀部的三分之一在床面上），双脚分开与肩同宽，如

图 2-10 所示。

步骤 2：护理员坐在老人前方，面向老人，将老人的双手搭在护理员肩上，护理员用双手抓住老人的裤腰带，双侧膝关节夹住老人的患侧即左侧膝关节以保证老人站起时膝关节的稳定，如图 2-11 所示。

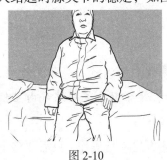

图 2-10

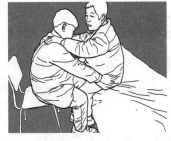

图 2-11

2）由坐位转换为站位

步骤 1：护理员用力将老人向前上方拉起。

步骤 2：嘱咐老人身体向前倾，将重心前移，并用力抬臀、伸直膝盖，在护理员的帮助下一起完成站立动作，如图 2-12 所示。

步骤 3：操作过程中询问老人感受，有无头晕、恶心等症状。一旦出现异常反应，应立即停止操作，并恢复之前的体位。

步骤 4：取舒适站位。帮助老人调整姿势，调整重心，使双下肢负重，维持站位平衡。如果老人刚站起后站立不稳，护理员可适当给予帮助使其保持平衡（可站在老人患侧托扶其上肢，并用膝盖抵住老人患侧膝盖保持稳定），如图 2-13 所示。

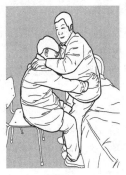

图 2-12

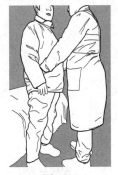

图 2-13

3. 站起完成后需做的工作

步骤 1：再次与老人沟通。护理员："张奶奶，现在您已经站起来了，您表现得非常棒，您先这样站一会儿，如果有不舒服的感觉您告诉我，我帮您坐下休息。"

步骤2：洗手并做记录。洗手后记录张奶奶由坐位至站起的时间、操作过程中的反应、操作完成情况等。

实训演练

李爷爷，76岁，两个月前因左侧脑出血导致右侧偏瘫，在医院治疗20天后转入××老年公寓。作为李爷爷的照护人员，请帮助李爷爷练习由坐位转换至站位。

方法指导：针对李爷爷的情况，可按照上述方法进行操作，只需要将上述方法中的方向变为相反的方向即可。

能 力 测 评

对于本任务，可根据学生听课及帮助张奶奶由坐位转换为站位操作完成情况对学生进行测评。可从知识学习、技能要求和职业态度三个方面进行测评。

项 目	测评标准		得分
知识学习 （20分）	是否认真听老师讲课（6分）		
	听课过程中有无提出问题（6分）		
	能否回答老师提出的问题（8分）		
技能要求 （50分）	操作是否 标准、规范 （40分）	操作前是否与老人沟通（7分）	
		由坐位转换至站位的姿势准备是否正确，是否让老人身体前倾配合操作（10分）	
		操作中是否加强对老人患侧膝关节稳定性的控制（7分）	
		操作过程中是否观察、询问老人的感受（5分）	
		站起后是否取舒适体位，是否保证老人安全（6分）	
		操作完成后记录内容是否完整、准确（5分）	
	操作过程中有无发现或者提出问题（5分）		
	与同学、老师是否有互动（5分）		

（续）

项　　目	测评标准	得分
职业态度 （30分）	操作前后是否洗手（5分）	
	与老人沟通时语气是否温柔，语速是否缓慢，吐字是否清晰（15分）	
	操作时动作是否柔和，是否有生拉硬拽（10分）	
总分（100分）		

课后练习题

一、选择题（选择一个正确的答案，并将相应的字母填入题内的括号中）

1. 帮助老年人进行由坐位至站位训练的好处（　　　）。

　　A. 预防老年人各器官萎缩、老化　　B. 锻炼骨骼、肌肉、韧带等

　　C. 提高机体各项生理功能　　　　　D. 以上都是

2. 帮助老年人由坐位转换为站位时，护理员可用双侧膝关节夹住老年人的（　　　）膝盖。

　　A. 患侧　　　　　B. 健侧　　　　　C. 任意一侧　　　D. 以上均不对

3. 将老年人由坐位转换至站位后，护理员应站在老年人的（　　　）进行保护以保证老年人的安全。

　　A. 健侧　　　　　B. 患侧　　　　　C. 任意一侧　　　D. 以上均不对

4. 在最开始对偏瘫老年人进行站起训练时，老年人的膝关节容易发生（　　　）。

　　A. 膝过伸　　　　B. 膝关节因无力过度屈曲

　　C. 外展　　　　　D. 膝过伸或过度屈曲

二、判断题（将判断结果填入括号中，正确的填"√"，错误的填"×"）

1. 在帮助老年人由坐位转换为站位时应先将老年人两脚分开与肩同宽。（　　　）

2. 在帮助偏瘫老年人由坐位转换为站位时，护理员应用双膝夹住老年人的患侧膝盖以控制其稳定。（　　　）

3. 帮助老年人由坐位转换为站位时，护理员双手抓住老年人的裤腰带。（　　　）

4. 帮助老年人由坐位转换为站位时，应让老年人呈浅坐位。（　　　）

5. 帮助老年人由坐位转换为站位时，护理员应让老年人身体前倾将重心前移以便于站起。（　　）

任务5　为老年人进行从床到轮椅转移康复护理

在日常生活中，护理员在护理使用轮椅的老年人时常会遇到一些问题，比如老年人从轮椅转移到床上、从轮椅转移到椅子上或者从轮椅转移到坐便器上等。若护理员全部依靠个人力量去搬动或者扶抱老年人来完成转移，一方面不利于老年人功能恢复，另一方面护理员很容易造成腰肌劳损等自身身体损伤。帮助老年人进行体位转移是专业性较强的一项技术，护理员需要掌握这些技能。本任务将介绍为老年人进行从床到轮椅转移的康复护理方法及相关理论知识。

学习目标

知识目标	知道轮椅与床之间的转移方法； 知道轮椅与椅子之间的转移方法； 知道轮椅与坐便器之间的转移方法。
技能目标	会操作轮椅与床之间的转移； 会操作轮椅与椅子之间的转移； 会操作轮椅与坐便器之间的转移。
态度目标	能以尊老敬老、以人为本的理念为老年人提供服务； 能以严谨认真、爱岗敬业的态度为老年人提供服务； 能具有爱心、责任心与老年人进行沟通及服务。

情景导入

李爷爷，65岁，左小脑梗死病史半年，遗留有右侧上下肢活动障碍。目前，李爷爷神志清楚，能和家人进行言语交流，右侧上肢肌力Ⅲ级，右侧下肢肌力Ⅳ级，肌张力不高，关节活动度尚可，一直在室内活动，还没有使用轮椅的经验。你作为老年公寓里的一名养老护理员，负责照顾李爷爷目前的衣食起居，近日，李爷爷想去户外活动，你决定让李爷爷乘坐轮椅出行。当李爷爷坐在床边时，你如何帮助李爷爷完成从床到轮椅的转移过程？

问 题 讨 论

1. 帮助李爷爷完成从床到轮椅的转移过程，需要做哪些准备工作？

2. 在本案例中应如何帮助李爷爷完成从床到轮椅的转移？有哪些注意事项？

方 法 指 导

1. 在体位转移前，应向患者及家属说明体位转移的原因及意义，以取得积极配合。

2. 在体位转移过程中，注意动作协调轻稳，不可强力拖拉，并尽可能鼓励患者发挥自身残存能力，同时给予必要的协助和指导。对插导尿管和使用各种引流管的患者，在体位转移时，应先固定好各种导管，以防脱落。

3. 根据病情、康复治疗和护理的需要，选择应采取的体位及其转移的方式、方法和间隔时间，一般 2 小时一次。并在转移时应注意观察全身皮肤有无出血点，局部皮肤有无红斑、破溃及肢体血液循环是否良好等情况，发现异常要及时处理，并缩短间隔时间。

4. 体位转移后，要确保患者舒适、安全和保持功能位。

5. 利用机械搬运时，转移前应检查器械是否完好，并保证空间通畅，没有障碍物。

操 作 步 骤

1. 操作前需做的准备工作

步骤 1：环境准备。环境整洁宽敞，地面平坦，无积水，无障碍物。

步骤 2：护理员准备。仪表端庄，着装整洁，掌握转移的操作。了解老年人身体状况和轮椅使用的情况，老年人的活动能力、活动时间、认知能力，转移的距离、频率及注意事项。

步骤 3：老年人准备。身体状况允许，愿意配合，着装合体，鞋子防滑。

步骤 4：物品准备。使用前要检查轮椅的轮胎气压充足，刹车制动装置良好，脚踏板可拆卸，便于操作，轮椅完好备用。确认轮椅的坐垫与床的高度接近。

2. 帮助老年人从床到轮椅转移

1) 转移前的准备

步骤1：摆放轮椅。护理员将轮椅靠近老年人身体健侧，使轮椅靠近床沿，并与床呈30°～45°角。

步骤2：固定轮椅。固定轮椅刹车，脚踏板向上抬起。

2) 帮助老年人从床到轮椅的成角转移

步骤1：嘱咐老年人手臂扶在护理员肩上或两手在护理员颈后交叉相握。

步骤2：护理员双膝抵住老年人双膝，两手臂环抱老年人腰部夹紧。

步骤3：老年人身体前倾靠于护理员肩部，两人身体靠紧。

步骤4：护理员以自己的身体为轴转动，将老年人移至轮椅上。

步骤5：嘱咐老年人扶好轮椅扶手。

步骤6：护理员绕到轮椅后方，两臂从老年人背后两肋下伸入，将老年人身体向椅背后移动，使身体坐满轮椅座位。

步骤7：仔细观察老年人是否有身体不适、皮肤完整性受损等情况，动作协调轻稳，不可强力拖拉。

3. 转移完成后需做的工作

步骤1：确保老年人体位舒适、安全和保持功能位。若老年人出现身体不适的表现，应立即就近休息，通知医护人员前往处理。

步骤2：洗手并做记录。洗手后记录老年人在转移中的感受，有无身体不适的各种情况；是否需要改进操作方法以便更好地完成转移过程。

实训演练

在上述的实际案例中，当你陪同李爷爷从户外回到老年公寓中，到达屋内床旁时，又如何帮助李爷爷完成从轮椅到床的转移过程？

方法指导：辅助下从轮椅到床的成角转移方法：轮椅与床呈30°～45°角，固定轮椅，脚踏板向上抬起。护理员的双膝抵住老年人的双膝，两手臂环抱老年人腰部夹紧，两人身体靠近，老年人身体前倾靠于护理员肩部，护理员以自己的身体为轴转动，将老年人移坐到床上。

拓展学习

1. 独立的由轮椅到床的成角转移方法

使患者健侧尽量靠近床沿并固定，床与轮椅呈 30°～45° 角；用健手扶住轮椅的近床侧扶手，帮助健足站立；健手扶住床面，以健足为枢轴将臀部转向床上；靠健手、健足支撑缓缓坐下；用健腿帮助患腿移于床上，或用双手将双腿分别抬于床上，调整身体到舒适位置，如图 2-14 所示。

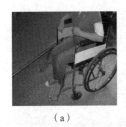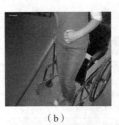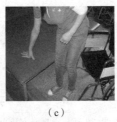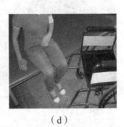

（a）　　　　　　（b）　　　　　　（c）　　　　　　（d）

图 2-14　独立的由轮椅到床的成角转移

2. 独立的由床到轮椅的成角转移方法

推轮椅靠近患者健侧床沿，与床呈 30°～45° 角，刹住车闸，翻起脚踏板；以健手、健足支起身体坐于床边，双足着地，躯干前倾；以健足为枢轴，健侧手扶持轮椅远侧扶手，转动身体使后背正对轮椅；患者坐下，双足放于脚踏板上，如图 2-15 所示。

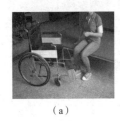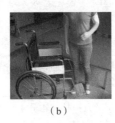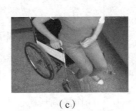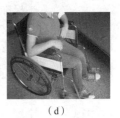

（a）　　　　　　（b）　　　　　　（c）　　　　　　（d）

图 2-15　独立的由床到轮椅的成角转移

3. 独立的由轮椅到床的正面转移方法

轮椅放置于床边，正对床侧沿，双膝能接触到床边时，锁住车闸；患者头、躯干前屈，自动将下肢抬起放在床上，或用上肢等帮助将下肢抬到床上；将脚踏板搬开卸掉，打开车闸与床边对接，两手握住扶手，头、躯干后倾，撑起将身体移至床上；两手移至床上，整理坐姿或躺至床上，如图 2-16 所示。

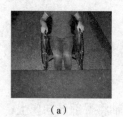 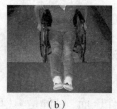 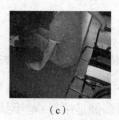 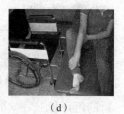

（a）　　　　　　　（b）　　　　　　　（c）　　　　　　　（d）

图 2-16　独立的由轮椅到床的正面转移

能 力 测 评

　　对本任务，可根据实际案例及实战演练中的工作任务的完成情况进行测评。可从知识学习、技能要求、职业态度三个方面进行测评。

项　　目	测评标准		得分
知识学习 （20分）	遵守课堂记录，学习态度端正，认真听讲并记录（6分）		
	主动参与小组讨论与交流（6分）		
	课堂表现积极，与教师有良好互动（8分）		
技能要求 （50分）	操作是否标准、规范（40分）	是否做好充分的工作准备（4分）	
		是否将轮椅固定好，脚踏板是否抬起（4分）	
		是否将轮椅与床呈30°～45°夹角（6分）	
		操作前是否与老人沟通，取得老人配合（6分）	
		帮助老人从床沿站起时是否让老人采取正确的姿势（6分）	
		将老人转移至轮椅后，是否调整老人坐姿（6分）	
		仔细观察老年人是否有身体不适、皮肤完整性受损等情况（4分）	
		动作协调轻稳，不可强力拖拉（4分）	
	操作过程中有无发现或者提出问题（5分）		
	与老师、同学是否有互动（5分）		
职业态度 （30分）	具有良好的职业道德，态度温和，言语清晰（15分）		
	操作规范准确、轻稳节力（15分）		
总分 （100分）			

课后练习题

一、选择题（选择一个正确的答案，并将相应的字母填入题内的括号中）

1. （　　）不是体位转移的种类。

　　A. 床上转移　　　B. 卧坐转移　　　C. 下楼梯　　　　D. 人工搬运

2. （　　）不是体位转移的意义。

　　A. 减缓血液循环　　　　　　　B. 保持各关节的活动范围

　　C. 预防压疮　　　　　　　　　D. 预防肌肉萎缩、关节挛缩

3. （　　）不是独立转移的基本原则。

　　A. 水平转移时，相互转移的两个平面之间的高度应尽可能相等

　　B. 相互转移的两平面的物体应稳定、轮椅不需要制动

　　C. 相互转移的两平面应尽可能靠近

　　D. 床垫和椅面应有一定硬度

4. （　　）不是辅助下从床向轮椅的成角转移方法。

　　A. 将轮椅靠近老年人身体患侧

　　B. 轮椅与床呈 30°～45° 角

　　C. 固定轮椅，脚踏板向上抬起，辅助老年人坐在床沿上

　　D. 护理员以自己的身体为轴转动，将老年人移至轮椅上

5. （　　）不是体位转移的注意事项。

　　A. 体位转移前，不要向患者及家属说明体位转移的原因及意义

　　B. 体位转移过程中，注意动作协调轻稳

　　C. 转移时应注意观察全身皮肤有无出血点，局部皮肤有无红斑等情况

　　D. 体位转移后，要确保患者舒适、安全和保持功能位

二、判断题（将判断结果填入括号中，正确的填"✓"，错误的填"×"）

1. 坐站体位变换不是体位转移。（　　）

2. 机械搬运是辅助转移的一种。（　　）

3. 体位转移的目的在于使患者能够独立的完成各种日常生活活动。（　　）

4. 转移时不可借助辅助器具。（　　）

5. 患者能够独立转移时则尽量提供少量帮助。（　　）

任务 6　为老年人进行从椅子到轮椅转移康复护理

对于使用轮椅的老年人，需要更换不同的乘坐工具以扩大自己的活动范围。有些活动（包括一些康复训练）需要借助椅子来完成，老年人需要进行从轮椅到椅子之间的相互转移。本任务介绍帮助老年人从椅子到轮椅的转移方法。

学习目标

知识目标	知道轮椅与椅子之间的转移方法。
技能目标	会操作轮椅与椅子之间的转移。
态度目标	能以尊老敬老、以人为本的理念为老年人提供服务； 能以严谨认真、爱岗敬业的态度为老年人提供服务； 能具有爱心、责任心与老年人进行沟通及服务。

情景导入

李爷爷，65岁，右基底节区脑梗死病史半年，遗留有左侧上下肢活动障碍。目前，李爷爷神志清楚，言语功能尚好，左侧上肢可独立抬起，但当有外力施加于手臂时，随即落下，左侧下肢可独立抬起，但当有外力施加于小腿时，随即落下。肌张力不高，关节活动度尚可，需要借助他人的帮助完成基本的日常生活。你作为老年公寓里的一名养老护理员，负责照顾李爷爷目前的衣食起居。为了方便李爷爷进行日后的康复治疗，要对他进行在椅子上的一些训练。你如何帮助李爷爷完成从椅子到轮椅的转移过程？

问题讨论

1. 怎样选择合适的体位转移方法？

2. 帮助李爷爷完成从椅子到轮椅的转移，需要哪些步骤？

3. 帮助李爷爷完成转移的过程中有哪些注意事项？

方法指导

1. 进行转移时轮椅与椅子应呈30°～45°角。

2. 使用滑板可解决轮椅与椅子间高度不同的转移问题。

3. 尽量选择扶手可拆卸的轮椅，以保证转移空间无障碍。

操作步骤

1. 操作前需做的工作

步骤 1：环境准备。环境整洁宽敞，地面平坦，无积水，无障碍物。

步骤 2：护理员准备。仪表端庄，着装整洁，掌握转移的操作。了解老年人身体状况和轮椅使用的情况，老年人的活动能力、活动时间、认知能力，转移的距离、频率及注意事项。

步骤 3：老年人准备。身体状况允许，愿意配合，着装合体，鞋子防滑。

步骤 4：物品准备。使用前要检查轮椅的轮胎气压充足，刹车制动装置良好，脚踏板可拆卸，便于操作，轮椅完好备用。确认轮椅的坐垫与椅子的高度接近。

2. 进行椅子到轮椅的转移

1）转移前的准备

步骤 1：摆放轮椅。护理员将轮椅靠近老年人身体健侧，使轮椅靠近椅子，并与椅子呈 30°～45°角。

步骤 2：固定轮椅。固定轮椅刹车，脚踏板向上抬起。

2）帮助老年人从椅子到轮椅的成角转移

步骤 1：叮嘱老年人手臂扶在护理员肩上或两手在护理员颈后交叉相握。

步骤 2：护理员双膝抵住老年人双膝，两手臂环抱老年人腰部夹紧。

步骤 3：老年人身体前倾靠于护理员肩部，两人身体靠紧。

步骤 4：护理员以自己的身体为轴转动，将老年人移至轮椅上。

步骤 5：嘱咐老年人扶好轮椅扶手。

步骤 6：护理员绕到轮椅后方，两臂从老年人背后两肋下伸入，将老年人身体向椅背后移动，使身体坐满轮椅座位。

步骤 7：仔细观察老年人是否有身体不适、皮肤完整性受损等情况。

3. 转移完成后需做的工作

步骤 1：确保老年人体位舒适、安全和保持功能位。若老年人出现身体不适的表现，应立即就近休息，通知医护人员前往处理。

步骤2：洗手并做记录。洗手后记录老年人在转移中的感受，有无不适；是否需要改进操作方法以便更好地完成转移过程。

实训演练

在实际案例中，你如何帮助李爷爷完成从轮椅到椅子的转移过程？

方法指导：辅助下从轮椅到椅子的成角转移方法：轮椅与椅子呈30°～45°角，固定轮椅，脚踏板向上抬起。护理员的双膝抵住老年人的双膝，两手臂环抱老年人腰部夹紧，两人身体靠近，老年人身体前倾靠于护理员肩部，护理员以自己的身体为轴转动，将老年人移坐到椅子上。

拓展学习

1. 独立的由轮椅到椅子的成角转移

步骤1：将轮椅和椅子固定牢靠，互呈30°～45°角，轮椅需拆除其和椅子间的扶手。

步骤2：患者尽量向轮椅前缘坐，并使双足放好落地，力量较强的足靠后。

步骤3：患者一手握着轮椅的扶手，一手扶着目标椅子的最远侧角。

步骤4：患者手足同时用力将臀部摆到目标椅子上面；两手握着目标椅子的边缘，两脚适当调整至舒适的位置，如图2-17所示。

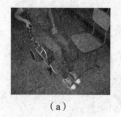 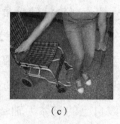 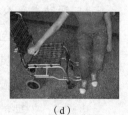

（a）　　　　　（b）　　　　　（c）　　　　　（d）

图2-17　独立的由轮椅到椅子的成角转移

2. 使用滑板的侧方转移

此法适用于两椅高度不同或两椅间有一定距离的情况。

步骤1：轮椅和椅子并排放着，轮椅拆除其和椅子之间的扶手。

步骤2：滑板在轮椅和椅子之间，患者坐在靠近轮椅一端。

步骤3：将滑板和椅子固定住，患者横过滑板；移到目标椅子后，调整两腿，然后去掉滑板，如图 2-18 所示。

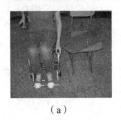 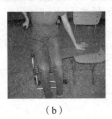 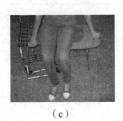 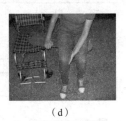

（a） （b） （c） （d）

图 2-18 使用滑板的侧方转移

帮助老年人从轮椅转移到坐便器的方法与帮助老年人从轮椅转移到椅子的方法类似，可参照上述方法进行操作。

能 力 测 评

对本任务，可根据学生听课及工作任务完成情况进行测评，可从知识学习、技能要求、职业态度三个方面进行测评。

项 目	测评标准		得分
知识学习 （20分）	遵守课堂纪律，学习态度端正，认真听讲并记录（6分）		
	主动参与小组讨论与交流（6分）		
	课堂表现积极，与教师有良好互动（8分）		
技能要求 （50分）	操作是否标准、规范（40）	是否做好充分的工作准备（4分）	
		是否检查轮椅的安全性（4分）	
		是否将轮椅固定，抬起脚踏板（6分）	
		是否将轮椅与床呈 30°～45° 夹角（6分）	
		是否与老人进行充分沟通，告知老人需完成的动作（4分）	
		转移过程中老人与护理员的动作是否规范（6分）	
		转移过程中动作应协调轻稳，不可生拉硬拽（6分）	
		操作中是否询问老人的感受（4分）	
	操作过程中有无发现或提出问题（5分）		
	与老师、同学是否有互动（5分）		

（续）

项　　目	测评标准	得分
职业态度 （30分）	具有良好的职业道德，态度温和，言语清晰（15分）	
	操作规范准确、轻稳节力（15分）	
总分(100分)		

课后练习题

一、选择题（选择一个正确的答案，并将相应的字母填入题内的括号中）

1. 从椅子转移至轮椅时，椅子与轮椅夹角为（　　）。

　　A. 30°～45°　　　　B. 60°　　　　　　C. 70°　　　　　　D. 80°

2. 使用（　　）可解决轮椅与椅子间高度不同的转移问题。

　　A. 滑板　　　　B. 凳子　　　　C. 椅子　　　　D. 以上都不对

3. （　　）不是使用轮椅的适应证。

　　A. 截瘫　　　　　　　　　　B. 上肢关节炎

　　C. 下肢骨折未愈合　　　　　D. 偏瘫

4. （　　）不是乘坐轮椅时易受压的部位。

　　A. 坐骨结节　　　　　　　　B. 大腿及腘窝部

　　C. 脚踝　　　　　　　　　　D. 肩胛区

二、判断题（将判断结果填入括号中，正确的填"✓"，错误的填"×"）

1. 高龄老年人不适于使用轮椅。（　　）

2. 轮椅使用前要检查轮椅的轮胎气压及刹车制动装置。（　　）

3. 从椅子转移至轮椅时，一般老年人的患侧靠近轮椅。（　　）

4. 从椅子转移至轮椅时，尽量选择扶手可拆卸的轮椅，以保证转移空间无障碍。（　　）

模块3

带领老年人进行康乐活动

老年机构为丰富老年人的生活，增加老人间的交流互动，帮助老年人摆脱孤独、寂寞，让老年人在愉悦的活动中强身健体，常会组织老年人开展康乐活动。开展为老年人接受和喜欢的活动需要考虑很多因素，也有很多技巧。本模块介绍带领老年人进行康乐活动的方法。

任务 1　指导老年人进行娱乐游戏活动

娱乐游戏活动能够活跃老年人的生活气氛，改善孤僻、抑郁情绪，使老年人更好地融入公寓生活。本任务介绍指导老年人进行娱乐游戏活动的方法。

学 习 目 标

知识目标	知道老年人康乐活动的定义、作用； 知道老年人康乐活动的类型、开展康乐活动的基本原则和技巧； 知道开展老年人康乐活动的方法。
技能目标	会为老年人选择合适的娱乐游戏活动； 会组织开展老年人娱乐游戏活动。
态度目标	在接触与交流过程中，尊重老年人的价值观，尊重老年人的兴趣爱好，充分考虑老年人的个性化特点，多鼓励老年人参与娱乐活动； 具备爱心、耐心、细心，与老年人沟通时语气要温柔，语速缓慢； 活动过程中注意询问老年人的感受，仔细观察有无异常情况。

情 景 导 入

在"五一"来临之际，××老年公寓为加强老年人的身心健康，促进老年人之间的交流，带动老年人平时参与娱乐游戏活动的积极性，公寓计划组织老年人开展小组娱乐游戏活动，你是本次活动的策划与组织者，请组织公寓老年人开展小组娱乐游戏活动。

老年人娱乐游戏活动能够帮助老年人保持良好的情绪，锻炼老年人的身体，提高老年人思维灵活性等。组织有序、丰富多彩、趣味盎然的娱乐游戏活动深受老年公寓老人喜爱。在本案例中，为老年公寓老人组织小组娱乐游戏活动，应考虑所在老年公寓老年人的身体状况、兴趣爱好等因素选择合适的活动。

问题讨论

1. 什么是老年人康乐活动？
2. 老年人康乐活动有什么作用？
3. 老年人康乐活动有哪些类型？
4. 老年人康乐活动开展有什么基本原则和技巧？
5. 组织老年人开展康乐活动有哪些注意事项？
6. 在本案例中，如何开展老年人娱乐游戏活动？

知识学习

1. 什么是老年人康乐活动

老年人康乐活动是老年工作者或老年社会工作者根据老年人的生理和心理特点，组织和指导老年人通过语言交流、肢体活动等形式开展的各类活动，从而满足老年人心理和生理的需要，促进其健康，提高生活质量。它包括老年人娱乐游戏活动、老年人手工活动、老年人使用健身器材活动、老年人健身康复操等。

2. 老年人康乐活动的作用

（1）促进健康，预防疾病。老年人康乐活动能够促进身体健康，加快新陈代谢，提高机体各个组织和器官功能，预防疾病、延年益寿。

（2）保持积极乐观的情绪。组织老年人开展康乐活动，让老年人参与到集体活动中，增加与其他老年人的沟通和交流，可有效改善老年人孤独、抑郁情绪，使老年人保持积极乐观的心情。良好的情绪能够促进机体的新陈代谢，使机体各项生理功能保持稳定和正常，从而促进身体健康。身体健康又能加强老年人愉快、正面情绪，使得身心能够形成良好的正循环。

（3）促进脑健康，扩大知识面。在参与娱乐游戏活动时，需要老年人发挥主观能动性，积极主动思考，使大脑功能得到锻炼。

3. 老年人康乐活动的常见类型

（1）根据活动的适合人群可分为：高龄老年人康乐活动（一般是针对 75 周岁以上老年人）、中/高龄老年人康乐活动（一般是针对 65 周岁至 75 周岁的老年人）、低龄老年人康乐活动（主要针对 65 周岁以下的老年人）、病患老年人康乐活动（一般是针对患病老年人，如偏瘫等）。

（2）根据老年人康乐活动功能可分为：学习型（如老年大学和各种老年辅导班等）、娱乐型（如下棋、打扑克等）、交媒体育型（如观看文艺演出、欣赏音乐会、游玩、跳舞等）、创作型（如利用休闲时间进行发明创造、理论研究等）、消极休闲型（如闭目养神、独坐静卧等）等。

（3）根据康乐活动开展的功能可分为：治疗型康乐活动（主要以小组活动形式出现，工作人员通过组织一系列活动对老年人在认知和行为上存在的问题进行校正和治疗）、发展型康乐活动（老年人通过参加活动习得处理问题的能力，获得自身成长，以适应周围的环境）。

4. 老年人康乐活动开展的基本原则和技巧

（1）耐心、细心、周到。组织活动时，要尽量考虑到每个参与老年人的特殊需要。比如讲解活动规则的时候应控制好音量及语速，确保每个老年人都理解了活动规则，不能造成老年人因为没有听懂规则在大家面前出现尴尬。

（2）合理恰当的组织小组成员。首先，小组成员应对活动感兴趣；其次，通常会把身体活动能力、教育水平等方面相差不大的老年人组成一个小组。

（3）自愿参与。工作人员可动员和鼓励老年人参加活动，但不能强求，应尊重老年人的选择。

（4）在小组活动前应做好准备工作，所组织的活动应简单易学。

（5）在活动过程中，要不失时机地对老年人的表现进行表扬，关心老年人对活动的感受，调节好活动气氛，避免冷场。

（6）活动后询问老年人对活动的感受，发现存在的问题，进行总结，并对本次活动开展情况进行评估。

5. 组织老年人开展康乐活动的注意事项

（1）娱乐游戏活动需充分考虑老年人的身体条件，是否允许参与该项活动。

（2）活动进行中应密切观察老年人的反应，当老年人出现身体不适、厌烦情绪时，应立即停止活动让老年人休息。

（3）活动安排时间应合理，需避开老年人的休息时间。

操作步骤

1. 活动前需做的准备工作

步骤 1：环境准备。环境温度、湿度适宜，场地安全适宜活动。本案例活动场地选择老年活动中心大厅，张贴活动横幅，摆放中心旗帜和中心宣传物，摆放桌椅。

步骤 2：护理员准备。护理员洗手、穿戴整洁，无长指甲等，熟悉即将开展的娱乐游戏规则。

步骤 3：老年人准备。对老年人身体状况进行评估，老年人身体状况允许其参加活动，并对活动感兴趣，积极自愿参加。

步骤 4：物品准备。根据活动需要确定所需的物品，比如：矿泉水、桌椅、假花一朵、鼓棒一根、盆一个、中心旗帜、易拉宝、活动横幅等。

2. 组织开展活动

活动目的是建立活动小组，护理员与小组成员相互认识，让护理员和小组成员做自我介绍，建立小组成员间的归属感和凝聚力。

步骤 1：让老年人了解整个活动的全过程，约 5 分钟。播放能够活跃气氛的短视频，营造轻松愉悦的气氛，护理员自我介绍并详细说明本次活动的主题、目的和内容等。

步骤 2：互相认识，约 15 分钟。通过击鼓传花的小游戏让老年人相互认识。护理员击鼓先选出第一个老年人做自我介绍，然后由刚才介绍结束的老年人击鼓决定下一个自我介绍的老年人。依此类推。

步骤 3：进行"大风吹"游戏，约 10 分钟。当老人们相互了解之后，开始本次活动，增强老年人之间的相互信任。由一个护理员最先说"大风吹"，其他护理员和老年人一起问"吹什么"，护理员说出一种某位老年人身上有的物品，当老年人意识到这种物品是自己所有时，就举手示意，如果反应慢了没能及时举手示意，则由该老年人继续说"大风吹"，接下来按照刚才的方法继续游戏。

步骤 4：分享，约 20 分钟。鼓励老年人说出参加本次活动的感受，并告知老年人下次活动的时间、地点和内容。

3. **总结**

活动结束后，护理员对本次活动进行总结，征求老年人对活动的意见以及建议，找出本次活动存在的问题，指导下一步更好地开展老年人喜闻乐见的活动。

实 训 演 练

××老年公寓举办的"庆五一"老年人小组娱乐游戏活动深受公寓的老年人喜爱，公寓决定在"六一"来临之际，再次组织老年人开展娱乐游戏活动，使老人们在丰富多彩的活动中既能锻炼身体，又愉悦心情。作为本次活动的组织者，请组织公寓的老人们开展本次小组娱乐游戏活动。

方法指导：本次活动组织开展方法可按照上次活动方法进行，但需注意结合上次活动老人们的感受和所提意见、建议对活动进行改进。通过上次活动，护理员对老人们的兴趣爱好、性格特点、身体状况有了更深的认识，因此在本次活动主题的选择、活动内容以及开展形式方面应更符合老人们的需要，使本次活动赢得更大的成功。

拓 展 学 习

1. **娱乐游戏活动的益处**

老年人在退出工作领域后，大多选择参加娱乐游戏活动来代替之前的劳动角色，从而寻求新的生活方式。老年公寓组织老年人开展娱乐游戏活动，不仅能够增强老年人的身体素质，也有利于老年人保持健康的心理状态。娱乐游戏活动可增加老年人与在公寓里与其他个体交流的机会，为老年人营造一种家庭的温暖，使老年人的归属感更加强烈。

2. **我国老年人休闲娱乐的特点及选择娱乐游戏活动的注意事项**

我国老年人休闲娱乐活动特点是以静态为主，动态休闲较少；被动休闲为主，主动休闲较少；存在休闲方式缺乏多样性的问题。活动组织策划者在为老年人选择娱乐游戏活动时，应注重娱乐活动的人文性、文化性和创造性。此外，老年人的娱乐休闲方式受身体健康状况、年龄、性别、城乡区域、受教育程度及经济收入等影响较大，在设计活动时应充分考虑老年人的特点。

能力测评

　　对于本任务，可根据学生听课及活动组织开展完成情况对学生进行测评。可从知识学习、技能要求和职业态度三个方面进行测评。

项　　目	测评标准		得分
知识学习 （20分）	认真听老师讲课（6分）		
	听课过程中有无提出问题（6分）		
	能否回答老师提出的问题（8分）		
技能要求 （50分）	操作是否标准、规范（40分）	开展活动前是否对老年人的兴趣爱好、身体状况等进行充分了解（6分）	
		环境准备是否安全、适宜（6分）	
		活动设计是否恰当，活动规则是否通俗易懂，所选活动是否符合老年人的需求（6分）	
		小组成员分配是否合理（4分）	
		是否让老年人充分理解了活动规则（6分）	
		是否让老年人说出自己对活动的感受（6分）	
		活动选择时间是否合适（2分）	
		对活动的总结是否全面，是否提出开展下一步活动的改进方法（4分）	
	操作过程中有无发现或者提出问题（5分）		
	与同学、老师是否有互动（5分）		
职业态度 （30分）	是否认真、详细地对老年人的生理、心理特点进行了解，以设计出深受老年人喜欢的活动（5分）		
	介绍活动规则以及在活动过程中，与老年人沟通时语气是否温柔，语速是否缓慢，吐字是否清晰，是否让老年人充分理解活动规则、活动内容等（15分）		
	活动过程中是否细心、耐心、周到地关注每一位老年人，是否做到密切观察老年人的反应（10分）		
总分（100分）			

课后练习题

一、选择题（选择一个正确的答案，并将相应的字母填入题内的括号中）

1. 康乐活动包括（　　　）。

　　A. 老年人娱乐游戏活动　　　　　B. 老年人使用健身器材活动

　　C. 老年人健身康复操　　　　　　D. 以上都是

2. 带领老年人进行康乐活动可以（　　　）。

　　A. 促进健康，预防疾病　　　　　B. 促进积极乐观的情绪

　　C. 促进脑健康，扩大知识面　　　D. 以上都是

3. 开展老年人康乐活动的原则和技巧是（　　　）。

　　A. 耐心、细心、周到　　　　　　B. 合理恰当的组织小组成员

　　C. 老人自愿参与　　　　　　　　D. 以上都是

4. 组织老年人开展康乐活动应注意（　　　）。

　　A. 充分考虑老年人的身体条件

　　B. 活动进行中应密切观察老年人的反应

　　C. 活动安排时间应合理

　　D. 以上都是

5. 根据老人康乐活动功能可分为（　　　）。

　　A. 学习型　　　　　B. 娱乐型　　　　　C. 创作型　　　　　D. 以上都是

二、判断题（将判断结果填入括号中，正确的填"✓"，错误的填"×"）

1. 组织老年人进行娱乐游戏活动应遵循老年人的意愿，老年人为自愿参加。
（　　　）

2. 在组织老年人进行娱乐游戏活动过程中，若老年人出现心慌、面色苍白等情况，可让老年人稍作休息继续参加活动。（　　　）

3. 在组织老年人进行娱乐游戏活动前，应先了解老年人的兴趣爱好。（　　　）

4. 在组织老年人进行娱乐游戏活动过程中，要不失时机地对老年人的表现进行表扬。（　　　）

5. 组织人员在讲解娱乐游戏活动规则的时候应控制好音量及语速，确保每个老年人都理解了活动规则。（　　　）

任务 2　指导老年人选择健身器材

为提高人们的身体素质，丰富人们的生活，政府相关部门在小区、公园等公共场所安装了大量的健身器材。老年机构也引进了很多先进的健身设施，护理人员应具备指导老年人选择合适的健身器材及安全健康使用的能力。本任务介绍如何指导老年人选择适合自己的健身器材。

学 习 目 标

知识目标	知道健身器材的概念、分类、功能； 知道社区有哪些常见的健身器材及其使用方法。
技能目标	会帮助老年人选择合适的健身器材。
态度目标	在操作过程中，具备爱心、耐心、细心，及时与老年人沟通，询问老年人的感受； 沟通过程中语气要温柔，语速缓慢，仔细观察老年人有无异常情况的出现。

情 景 导 入

李奶奶，76 岁，身体虚弱，最近入住××养老院。养老院医生检查李奶奶身体后建议，让李奶奶多多使用合适的健身器材来做一些健身运动，从而改善李奶奶的身体状况。作为李奶奶的照护人员，请帮助李奶奶选择一款适合她的健身器材长期使用。

由于老年人日常对健身器材认识和接触不多，缺乏知识与经验，往往不知道如何选择。作为护理人员可给他们提出建议，帮助他们选择一款合适的健身器材。在本案例中，李奶奶由于身体衰弱，故需使用健身器材运动，增强身体，进行日常生活与社交活动，在为老年人选择健身器材时要综合考虑老年人的身体情况、需求、所处环境等因素。

问 题 讨 论

1. 为什么要选择合适的健身器材？

2. 老年人常用的健身器材种类有哪些？

3. 选择合适的健身器材要考虑哪些方面？

4. 对于有不同程度的功能障碍的老年人在选择合适的健身器材上有没有不同的地方？

知 识 学 习

1. 什么是健身器材

健身器材是指用于提高身体素质、改善身体机能、进行形体运动锻炼、体育基础训练和一般康复锻炼的专用器材。

2. 健身器材的分类

健身器材种类繁多，从性能上可分为：有氧健身器材和无氧健身器材。有氧健身器材主要有跑步机、健身机、椭圆运转机、踏步机、划船器等；无氧健身器材主要有哑铃、杠铃等。

针对老年人使用健身器材的特点和场所不同，这里将健身器材主要分为社区用健身器材和医疗机构用健身器材两大类。

3. 社区里常见的健身器材

1）漫步机

漫步机是社区最常见的健身器材之一，如图 3-1 所示。

漫步机具有增强心肺功能及下肢、腰部肌肉力量，改善下肢柔韧性和协调能力；提高下肢各关节稳定性，对腰肌劳损、髋关节酸痛、下肢活动障碍、肌肉无力、肌肉萎缩等有康复作用。

漫步机的正确使用方法：①检查器械。如果发现器械的底座固定不牢，螺丝发生松动等现象，就不能使用了。一旦勉强使用，很可能为使用者带来伤害。②双手握好扶手，两脚分踏于左右踏板上。③两脚前后交替自然摆动，进行漫步动作。④采用"慢—小—快—大—慢"的循环方式。即运动开始时幅度要小且速度要慢，之后幅度加大并慢慢提高速度，最后再慢下来。这样，既能循序渐进，避免运动太剧烈对身体造成伤害，又能保证锻炼效果。⑤在实际锻炼中，还可以根据需要，交替采用小角度快频率和大角度慢频率的方法，前者能锻炼腿部肌肉的力量，后者能发展腿部耐力（图 3-2）。

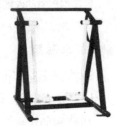

图 3-1　漫步机

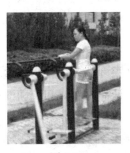

图 3-2

（1）切记运动幅度不宜过大，否则容易拉伤大腿肌肉，甚至从器械上摔下来。一般来讲，两腿摆动的夹角保持在45°左右为最佳。

（2）切记时间不宜过长。一般情况下，老年人最多一次使用时间为5~6分钟，中青年组为8~10分钟。

2）太极推手转轮器

太极推手转轮器主要功能：根据太极原理，通过肩、肘、髋膝等关节活动贯通血脉，活动筋骨，增强相关肌肉的柔韧性，增强肩带肌群力量，改善肩关节、肘关节、腕关节柔韧性与灵活性，提高心肺功能。对肩周炎、冻结肩、肩肘关节功能性障碍与陈旧性损伤康复效果显著。

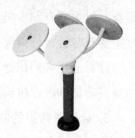

太极推手转轮器的正确使用方法：面对圆盘，双手贴于圆盘上，沿圆盘边缘顺时针或逆时针进行，可以锻炼上肢功能（图3-3）。

图3-3 太极推手转轮器

在锻炼时动作要轻柔，力度和速度要适中。

3）扭腰器

扭腰器主要功能：扭腰器能够增强腰腹部力量，活动背部的肌肉、关节和韧带，从中医上来说，较大幅度的转腰活动能通经活络、促进气血畅通、强腰固肾。

扭腰器的正确使用方法：①锻炼时，站在扭腰器上，双脚约与肩宽，双手握住扶手，上体略向前保持平稳。收缩腰腹部肌肉，通过双手固定上身产生的对抗力，使得下肢左右转动。上身在转腰时应该始终保持直立，小腹部则要尽可能绷紧。②扭腰器运动属于肌耐力练习，偏向于有氧和柔韧性训练，应采用较低强度，每周锻炼5~7次，每次3~4组，每组20~30次（图3-4）。

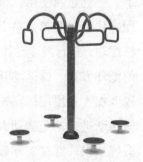

图3-4 扭腰器

小贴士

这个器械容易上手，但如果锻炼不当，会造成腰部肌肉韧带扭伤，甚至导致腰椎间盘突出。所以，在锻炼时，应特别注意强调大幅度、慢速度地扭腰，严禁快速地携带惯性的扭动。此外，如果在运动中发生腹痛，可以放慢节奏或降低幅度，症状严重的应停止运动。

扭腰器适合肥胖者、腰腹部脂肪堆积较多、腹部肌肉力量不足、慢性腰肌劳损的人使用；儿童与高龄老人，活动性肝病、肾病及急性腰肌损伤患者不宜使用；严重脊柱畸形者则严禁使用此器械。

4）腹肌板

腹肌板主要功能：锻炼背部及脊椎，伸展身体肌肉群，锻炼身体柔韧性。

腹肌板正确的锻炼方法如下。

（1）练习者仰卧在器械上，脚勾牢横杆，双手交叉放在脑后保护头部，在起坐的过程中将双手微微贴在耳边。初次练习者可以将双手交叉贴在腹部降低难度，起坐时应让腹部发力，而并非我们平时做的，手部用力将头部抬起来。

（2）双脚勾住仰卧板的下档海绵垫时，起身时腹部肌肉发力，将人拉起来，背部保持微微弯曲，但不要绷直，否则容易造成背部肌肉的拉伤。在借力过程中不能够借蛮力，如果无法起来，则需要休息。

（3）仰卧起坐并非起身高度越大越能达到效果，正确的方法应该是在起身 45° 左右的位置稍做停留，再缓慢回位，让腹直肌得到充分锻炼。躺下时，头部不要贴到仰卧板上，否则整个练习过程中，你的腹部都会一直处于紧张状态。

（4）仰卧起坐与其他运动相比较为容易，但也需要循序渐进地进行练习，否则容易造成肌肉拉伤，更不利于长期坚持。最初进行时可尝试 5 个/组，之后每次练习多加一次，当加到 15 个/组时可尝试加多一组，逐渐达到每次练习完成 3 组，每组运动前可以躺在仰卧板上，手臂伸向脑后拉直，直至腹部有拉伸的感觉，坚持 15 秒钟，放松腹肌（图 3-5）。

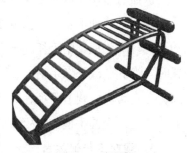

图 3-5　腹肌板

小贴士

①有效拉伸时间正常为 10 分钟，不要太长也不要太短。这 10 分钟最好是分成 10 次进行练习，每次 1 分钟，中间可以休息 2 分钟。练习结束后，可以通过小跑几分钟进行全身关节的放松。

②可根据身体情况，每天早晨和下午各锻炼一次更有利于腹肌锻炼。

③在进行弧形腹肌板锻炼之前，最好不要进行剧烈运动，简单的热身运动即可。

④弧形腹肌板的最高点离地面 50 厘米左右为最佳。将双腘窝放在最上面的铁棒上，脚勾住下面的铁棒，而后躺在凳子上。

⑤在进行练习时，身体尽量放松，但不要晃动。

⑥练习时如果出现头疼等症状，应中断练习，初学者一般会出现头疼头晕现象，这是正常的。

⑦练习结束后，可能会出现眼结膜充血，这是正常的现象，过一会儿就会好了。

4. 医疗机构常用的健身器材

1）肩关节康复训练器

该健身器材适用于改善肩、肘关节活动范围的回旋功能的训练，如图 3-6 所示。使用方法如下：①根据需要适当调节平台高度。向上扳动平台升降手柄，用手托起平台使其上升或下降，到合适位置时，放下平台升降手柄；②根据需要适当调节手柄或转动轴距离。放松回旋旋上的可调螺丝，拉长或缩短回旋臂至适宜，锁紧螺栓；③扳动阻尼调节手柄，适当调节阻尼值；④手握手柄，作肩、肘关节旋转训练。

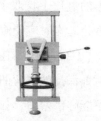

图 3-6　肩关节康复训练器

2）前臂旋转练习器

该器材适用于改善前臂旋转功能的训练，如图 3-7 所示。

使用方法如下：①根据需要适当调节平台高度。向上扳动平台升降手柄，用手托起平台使其上升或下降，到合适位置时，放下平台升降手柄；②根据需要适当调节前臂垫的距离；③旋动阻尼调节手柄，适当调节阻尼值；④前臂紧贴在前臂垫上，手握手柄作前臂旋转训练。

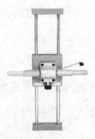

图 3-7　前臂旋转练习器

3）辅助步行训练器

这是一种可帮助患者进行步行训练的辅助用具，能增加上肢支撑的面积，提高辅助步行的效果，适用于神经、骨关节系统疾病患者室内外进行步行训练，如图 3-8 所示。

具体使用方法如下：①根据训练者身高调节台面高度，松开两端伸缩调节螺栓适当调节台面至训练者适宜高度为止，锁紧螺栓；②调节手柄间距离至合适位置；③推下训练器脚轮的制动机构，使训练器处于制动状态；④将轮椅推入训练器内腔，在护理人员帮助下使训练者站立，上肢搁在台垫上，双手握住手柄；⑤抬起脚轮的制动机构，推动训练器前移，进行步行训练；⑥训练器可作前移、后退、侧移及打转等运动训练下肢的活动度。

4）偏瘫康复器

该器材适用于偏瘫患者利用健侧肢体帮助患肢进行被动性训练，增加关节的活动度，如图 3-9 所示。

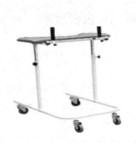
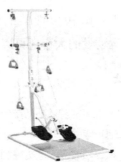

图 3-8　辅助步行训练器　　　　　　图 3-9　偏瘫康复器

具体使用方法如下：①患者坐在轮椅内，由护理人员将轮椅从康复器正面推入，至适当位置后刹紧制动装置使轮椅固定；②护理人员将患者偏瘫一侧的手或脚放入相应的拉环或脚踏板并用绑带固定；③患者利用健康一侧的手握住相应的拉环进行牵拉运动，使偏瘫一侧的上肢或下肢进行被动训练；④训练结束后由护理人员将患者偏瘫侧的手或脚放置轮椅相应位置，将轮椅拉出康复器。

5. 使用健身器材的原则

（1）在使用健身器材前，应确认自身的身体状况允许或得到医疗专业人员的许可（有严重高血压、冠心病、肺心病、哮喘及眩晕症等疾病患者应禁用或慎用健身器材，以防不测）。

（2）使用健身器材时应注意安全，使用前应注意检查器材是否完好，如有损坏，请立即与管理人员联系，使用时请不要穿拖鞋、高跟鞋等，避免站不稳滑落摔伤；使用人员应熟悉健身器材性能，掌握使用方法。

（3）健身器材的使用应有计划性，锻炼时由简到繁，遵循因人而异、量力而行、循序渐进的原则。

6. 衡量老年人健身运动量及运动强度的方法

（1）对于肌肉力量的训练，老年人适宜的运动量应该是每次训练完所引起的肌肉酸痛在 24 小时内基本消失，而增加关节柔韧性的训练应该是做到数小时内韧带的不适感基本消失。

（2）对于有氧运动的训练，最简单的计算方法是用年龄来预计必须达到的心率。

（3）老年人适宜的运动量也可以用心率恢复到运动前水平的时间来评估。例如：在运动结束后 3 分钟内心率恢复者表明运动量较小，在 3～5 分钟内恢复表明运动适中。在 10 分钟以上才恢复的表明运动量很大。

（4）运动量的大小还可以用老年人自身的主观感受来表示。

小贴士

一般情况下，在运动结束后立即开始计算脉率即心率。一般在运动中心率的保持范围是：（220-年龄）x60%～（200-年龄）x85%的范围。一般在这个范围内运动量是适中的，在运动时应该严格控制运动强度。

例如，老年人进行中等强度有氧运动时，心率应控制在 60%～70%最大心率。一个有良好运动习惯的老年人每周可进行 150 分钟以上的中等强度运动，每天运动 30 分钟或以上，每周运动 5 天。老年人最好不要进行大强度有氧运动，如果老年人有从事大强度有氧运动的习惯，也要量力而行，每天运动 20～25 分钟，每周大强度运动不要超过 2 天。

但是对于患有心肺疾病的老年人来说，为确保运动的安全，必须做一些医学上的运动负荷试验以指导并选择合适的运动量。

在运动过程中，如果老年人感到心胸不憋喘，或者虽然有轻度疲劳，但是无喘憋、心跳加速等现象出现；在运动结束后，适量增加，睡眠良好，血压和体重等无明显变化，这都是运动后身体的良好表现，说明运动是适中的。如果不是，则说明运动量和老年人身体不匹配，需重新调整。

操作步骤

1. 护理员准备

护理员洗手、穿戴整洁，无长指甲，必要时准备纸笔记录等。

2. 与李奶奶及家属沟通交流

判断李奶奶身体状况和使用合适健身器材的必要性，了解使用健身器材的需求、使用环境、功能要求。沟通内容包括：

（1）李奶奶是否愿意使用健身器材，是否有必要使用。

（2）使用健身器材多在室内、户外使用，是否有搬运的要求。

（3）是否存在在健身器材上进行锻炼时进行进食、洗浴、坐便等日常活动。

（4）大概能接受什么价位的健身器材。

许多老年人认为健身器材只是简单工具，对老年人使用健身器材的需求并不了解，护理人员应根据自己的护理经验进行引导，为老年人与家属提供更多的选择。

3. 查看李奶奶身体机能

通过与家属和老年人的沟通与观察，判断老年人功能障碍的类型与程度，内容如下。

（1）观察老年人的意识和认识能力。通过与老年人谈话、与家属沟通等方式，观察老年人认知能力。对于认知能力差的老年人，不可使用健身器材，避免发生危险。

（2）观察老年人使用健身器材的意愿。通过与老年人沟通了解老年人对使用健身器材的意愿程度。

（3）观察老年人的双上、下肢功能。老年人由于年龄增加，其上下肢肌力减退，关节活动度也有所降低。具体的观察的方法：老年人是否能提起较重的物品（肌力是否足够），下肢能否自主活动，是否能用手够到后背，膝盖能否屈曲，老年人是否能保持站立或短时间行走（关节活动范围是否受限），是否有肢体变形等其他障碍。也可参考专业人士对上下肢功能的评估结果。

（4）观察老年人的平衡能力。老年人随着年龄的增加，其平衡能力会有所下降，因此，发生摔倒、骨折等意外情况会较多。因此，早期测定老年人的平衡能力对于让老年人是否使用合适的健身器材是很重要的。如下肢平衡能力差，则在选择健身器材时要考虑老年人使用时的平稳性，选择更为安全的健身器材。

（5）观察老年人转移能力。老年人是否能保持自主站立或短时间行走，是否还是需要器械或者人为帮助才能完成转移。对于转移能力较差的老年人，不应使用健身器材，对于可自主完成转移的老年人，可选择健身器材。

4. 提出合理的选择健身器材的建议

经过我们的评估，给老年人提供适合他们使用的健身器材。在本案例中，李奶奶整体身体机能良好，可进行室内和户外的健身运动，可选择常见社区健身器材。

实 训 演 练

赵奶奶，80岁，高血压多年，长期口服降压药。平时血压稳定。但因多年的类风湿性关节炎导致下肢膝关节变形挛缩，虽然赵奶奶可以自主行走，但因为疾病的困扰，导致其日常生活有很多不便。医生观察后建议赵奶奶可以适度地选择一些健身器材做些运动，作为护理员，请帮助赵奶奶选择一款合适的健身器材长期使用。

方法指导：针对赵奶奶的情况，可按照上述方法进行操作，但需注意赵奶奶的身体状况、健身器材的使用环境等问题。赵奶奶的膝关节变形，是否伴有关节的强直和其他大关节如髋关节等的异常，老人保持自主活动时间是多长时间。老人是否存在体重过大，同时赵奶奶伴有高血压，在健身器材选择方便要考虑到其心肺功能的承受能力等。

能 力 测 评

对于本任务，可根据学生听课及为老年人选择健身器材完成情况对学生进行测评。可从知识学习、技能要求和职业态度三个方面进行测评。

项　　目	测评标准	得分
知识学习（20分）	是否认真听老师讲课（6分）	
	听课过程中有无提出问题（6分）	
	能否回答老师提出的问题（8分）	

（续）

项　　目	测评标准		得分
技能要求（50分）	操作是否标准、规范（40分）	操作前准备是否充分（5分）	
		与家属沟通是否流畅全面（8分）	
		与老年人沟通是否全面（7分）	
		是否检查老年人状态（10分）	
		选择健身器材的分析及判断（10分）	
	操作过程中有无发现或者提出问题（5分）		
	与同学、老师是否有互动（5分）		
职业态度（30分）	操作前后是否洗手（5分）		
	与老年人沟通时语气是否温柔，语速是否缓慢，吐字是否清晰（15分）		
	与老年人沟通时是否耐心、细致（10分）		
总分（100分）			

课后练习题

一、选择题（选择一个正确的答案，并将相应的字母填入题内的括号中）

1. 通过与家属和老年人的沟通与观察，判断老年人功能障碍的类型与程度，内容包括（　　　）。

　　A. 观察老年人的意识和认识能力

　　B. 观察老年人使用健身器材的意愿

　　C. 观察老年人转移能力

　　D. 观察老年人的语言能力

2. 老年人进行中等强度有氧运动时，心率应控制在（　　　）最大心率。

　　A. 60%～70%　　　　B. 40%～50%　　　　C. 20%～30%　　　　D. 80%～90%

3. 一个有良好运动习惯的老年人每周可进行150分钟以上的中等强度运动，每天运动（　　　）分钟或以上，每周运动5天。

　　A. 10　　　　　　　B. 20　　　　　　　C. 30　　　　　　　D. 50

二、判断题（将判断结果填入括号中，正确的填"✓"，错误的填"×"）

1. 漫步机使用时需要遵循"慢—小—快—大—慢"的循环方式。（　　　）

2. 坐位平衡可分为三级：静态平衡、自主平衡和动态平衡。（　　　）

3. 运动量的大小还不可以参考老年人自身的主观感受来表示。（　　　）

4. 使用健身器材进行健身锻炼时间以 30～60 分钟为宜。（　　　）

任务 3　指导老年人使用健身器材

在上述任务 2 的基础上，本任务介绍如何指导老年人正确使用适合自己的健身器材。

学习目标

知识目标	知道健身器材的使用原则； 知道老年人使用健身器材的方法和注意事项。
技能目标	会指导老年人正确使用健身器材。
态度目标	在操作过程中，具备爱心、耐心、细心，及时与老年人沟通，询问老年人的感受，沟通过程中语气要温柔，语速缓慢，仔细观察老年人有无异常情况的出现。

情景导入

张奶奶，65 岁，患有高血压和高脂血证 5 年多，但其按时服用抗高血压和抗高血脂药物，日常血压和血脂都维持在正常范围内，张奶奶身体状况良好，身体活动自如，她喜欢安静，每天都喜欢散步一个小时。作为张奶奶的照护人员，请帮助张奶奶选择适合其状况的健身器材并指导其正确使用以达到改善身体机能的目的。

在本案例中，张奶奶整体身体状况尚可，她自身想锻炼身体，现需要照护人员帮助其选择合适的健身器材并指导她正确使用。张奶奶为高血压、高血脂患者，虽然身体活动自如，但在健身活动中需要注意其可承受范围。选择合适的健身器材后，指导张奶奶完成健身运动后，需注意老人反应。本案例中介绍帮助张奶奶选择合适的健身器材并指导其完成健身器材的使用和需注意的事项。

问题讨论

1. 使用健身器材的作用？

2. 健身器材的使用对象的选择?

3. 在指导老年人使用健身器材时有哪些注意事项?

知 识 学 习

1. 使用健身器材的作用

（1）老年人随着年龄的增加会出现肌肉的退行性变化，主要表现为：肌肉的弹性、肌力、耐力、控制力等出现老化，从而导致运动减少，而运动减少又会导致肌肉老化，从而能形成恶性循环。正确地使用健身器材不仅可以增加肌力、提高老年人的平衡能力、协调性和敏感性，而且还可以帮助老年人调节整体身体状况，保持正常体重，防止骨质疏松等疾病的发生。

（2）对于患有关节炎，腕、手关节功能受限，中风后偏瘫等疾病的老年人可以通过专业的康复器材进行针对性的功能训练,使老年人最大限度地恢复身体功能，预防残疾的发生。

2. 健身器材的使用对象

身体健康有意愿使用健身器材进行锻炼的老年人；因机体老化或因某些疾病导致身体肢体功能残缺，需要使用健身器材进行针对性康复训练的老年人。

3. 使用健身器材时的注意事项

（1）老年人或体弱者不宜单独一人使用，应有家人陪护或他人在场，以防发生意外。

（2）使用健身器材应根据个人体力情况掌握时间、速度。使用中如出现心慌、头晕、气喘、恶心欲吐等症状时应立即停止，就地休息，必要时应立即就医。

操 作 步 骤

1. 环境准备

室内温度、湿度适宜，通风良好，无对流风，环境安全。室外地面平整、无积水、气候适应，适合为张奶奶使用健身器材。

2. 护理员准备

护理员洗手、穿戴整洁，无长指甲等。

3. 与张奶奶沟通交流

在进行操作前，需与老年人进行沟通交流，全面了解老年人的身体状况、疾病程度等情况，了解老年人既往健身器材的使用情况、活动能力、活动时间等信息。告知老人即将进行的操作是什么，使用健身器材的意义和方法，取得老人的配合，并且向老人讲解健身器材的作用和注意事项。护理员应在床的右侧与老人交流。

护理员："张奶奶，今天咱们这添置了好多健身器材，您可以去试试？"

张奶奶："好啊，那我可以选择什么样的？运动的时候安全吗？"

护理员："您放心吧！我来帮您选择合适的器材，并教您怎样使用。医生也建议您多做一下有氧运动！咱们就准备着吧。我先给您测一下血压。"

张奶奶："好的。"

护理员："您的血压是 120/80 毫米汞柱，心率是 70 次/分钟，一切都很好，可以去运动，您穿上适合运动的衣服和鞋子，咱们走吧！"

张奶奶："好的。"

护理员："张奶奶，这里的健身器材很多，我给您说下它的作用，再给您推荐几种适合您的器材。"

张奶奶："好的。"

4. 带领张奶奶进行热身运动

带领老年人一起准备热身活动，如：伸展、弯腰、下蹲等。热身运动 10～15 分钟为宜。

在进行热身运动时要随时注意老年人有无异常情况的出现。

护理员："张奶奶，咱们先做一下热身运动，您跟着我一起做，要是有什么不舒服的及时告诉我。"

张奶奶："好的。"

5. 带领张奶奶进行示范辅助运动

（1）护理员分步骤为老年人示范器材的使用方法，所选择器材的注意事项需要反复强调。

（2）护理员协助老年人使用健身器材进行锻炼。锻炼过程中要注意保护老年人安全，随时观察老年人的活动状况，发现异常情况应该立即停止活动。

（3）协助老年人完成 10 分钟的整理活动。

护理员："我来给您示范一下太极推手器怎么用，一会儿您自己试一下！"

张奶奶："好的，我知道了，我来试一下。"

护理员："不着急，张奶奶，慢慢来。如果有任何不舒服一定要告诉我。您一天的运动量不能太大，这样的运动您来做 3 组，每组做 20 个好吗？等您做完了，我再和您一起做 10 分钟的整理活动，您记住了吗？"

6. 向老年人反馈运动后的感受

（1）活动结束后护理员应与老年人交流健身器材的使用感受，观察老年人的食欲、睡眠情况等是否得到改善。

（2）根据情况安排下一次的健身活动。

张奶奶："好，做完健身锻炼感觉很舒服。"

护理员："那就好。您现在的血压是 130/80 毫米汞柱，心率是 85 次/分钟，只要您身体状况允许，咱们的运动量可以逐步增加，您看行吗？"

张奶奶："好的。"

7. 洗手并做记录

护理员洗手后及时做记录，记录为老人选择的健身器材、进行活动的时间，活动前、活动过程中和活动后的身体反应等。

小贴士

①健身锻炼时间以 30～60 分钟为宜。
②锻炼前后需要进行热身活动，并且热身活动要做到位。
③使用健身器材时，护理员应随时观察老年人情况，确保健身活动的安全进行。

实训演练

李爷爷，72 岁，脑中风半年余，左侧肢体偏瘫，转入××老年公寓。李爷爷左侧肢体肌力等明显下降，坐位平衡能力较差，请帮助李爷爷选择一款合适的健身器材并指导他使用，帮助其恢复和锻炼。

方法指导：针对李爷爷的情况，可按照上述方法进行操作，但需注意上述方法适用于一般有一定自主活动能力的老年人。在本案例中，李爷爷脑中风导致左侧肢体偏瘫，坐位平衡能力较差，在指导他使用健身器材时，需参照下面拓展学习中的方法。

拓 展 学 习

　　坐位平衡可分为三级：静态平衡、自主平衡和动态平衡。一级平衡状态即静态平衡是老人最易维持和完成的。二级平衡状态是自主平衡状态，即自身躯干、腰部的平衡。三级平衡是动态平衡，即老年人在维持静态平衡的基础上外人给予一定外力，打破平衡后，自身可尽快调整，达到再次平衡的状态。坐位平衡的分级程度决定相应的健身器材的选择和使用。

能 力 测 评

　　对于本任务，可根据学生听课及指导张奶奶完成健身器材的使用情况对学生进行测评。可从知识学习、技能要求和职业态度三个方面进行测评。

项　　目	测评标准		得分
知识学习（20分）	是否认真听老师讲课（6分）		
	听课过程中有无提出问题（6分）		
	能否回答老师提出的问题（8分）		
技能要求（50分）	操作是否标准、规范（40分）	活动前是否与老年人充分沟通（6分）	
		活动前是否对老年人进行全面评估（5分）	
		活动时是否询问老年人的感受（5分）	
		活动时是否注意老年人变化（5分）	
		活动时是否带领老年人热身（5分）	
		活动中是否示范器械的使用方法（5分）	
		活动后是否及时向老年人反馈信息（5分）	
		操作完成后记录内容是否完整、准确（4分）	
	操作过程中有无发现或者提出问题（5分）		
	与同学、老师是否有互动（5分）		
职业态度（30分）	操作前后是否洗手（5分）		
	与老年人沟通时语气是否温柔，语速是否缓慢，吐字是否清晰（15分）		
	操作时动作是否柔和，是否有生拉硬拽（10分）		
总分（100分）			

课后练习题

一、选择题（选择一个正确的答案，并将相应的字母填入题内的括号中）

1. 扭腰器运动属于肌耐力练习，偏向于有氧和柔韧性训练，应采用较低强度，每周锻炼 5～7 次，每次 3～4 组，每组（　　）次。

　A. 20～30　　　　　　　B. 10～20　　　　　C. 30～40　　　　　D. 40～50

2. 三级平衡是指（　　）。

A. 老年人最易维持和完成的

B. 自动平衡状态，即自身躯干、腰部的平衡

C. 动态平衡，即老年人在维持静态平衡的基础上外人给予一定外力，打破平衡后，自身可尽快调整，达到再次平衡的状态

D. 坐位平衡的分级程度决定相应的健身器材的选择和使用

3.（　　）不是使用健身器材的原则。

A. 在使用健身器材前，应确认自身的身体状况允许或得到医疗专业人员的许可（有严重高血压、冠心病、肺心病、哮喘及眩晕症等疾病患者应禁用或慎用健身器材，以防不测）

B. 使用健身器材时应注意安全：使用前应注意检查器材是否完好，如有损坏，请立即与管理人员联系；使用时请不要穿拖鞋，高跟鞋等，避免站不稳滑落摔伤；使用人员应熟悉健身器材性能，掌握使用方法

C. 健身器材的使用应有计划性：锻炼时由简到繁遵循因人而异、量力而行、循序渐进的原则

D. 使用健身器材时老年人应该根据护理员要求进行锻炼

二、判断题（将判断结果填入括号中，正确的填 "✓"，错误的填 "×"）

1. 对于肌肉力量的训练的老年人，适宜的运动量应该是每次训练完所引起的肌肉酸痛在 24 小时内基本消失为宜。（　　）

2. 在进行漫步机健身器材锻炼时，一般情况下，老年人最多一次使用时间为 5～6 分钟，中青年组为 8～10 分钟。（　　）

3. 在进行健身器材锻炼时需要注意与老年人及时沟通。（　　）

任务4 为老年人选择并示范健身康复操

健身康复操能够让老年人在锻炼身体的同时愉悦心情。本任务介绍带领老年人练习健身康复操的方法。

学习目标

知识目标	知道健身康复操定义、作用和要求； 知道常见的健身康复操有哪些； 知道健身康复操操作时的方法和注意事项。
技能目标	会为老年人选择合适的健身康复操； 会指导老年人完成健身康复操。
态度目标	在操作过程中，具备爱心、耐心、细心，与老年人沟通时语气要温柔，语速缓慢，注意询问老年人的感受，仔细观察有无异常情况。

情景导入

李奶奶，69岁，身体虚弱，但无明显疾病，最近新入住××养老院。李奶奶平日爱好锻炼身体，作为她的护理员，请为她选择并示范合适的健身康复操。

问题讨论

1. 为什么要帮助李奶奶做健身康复操？

2. 健身康复操的作用是什么？

3. 请思考常见的健身康复操有哪些类型？

知识学习

1. 什么是健身康复操

可以达到老年人健身或康复目的的肢体运动。

2. 健身康复操的作用

（1）可让老年人感到精神愉悦、缓解压力、心情舒畅，有很好的娱乐身心的功效，可增强老年人体质，提高神经系统的协调性和灵活性，从而提高机体免疫力。

（2）通过完成针对性的健身康复操，可以提高老年人心、肺等功能，增加身体的柔韧性和灵活性等机能。

3. 常见的健身康复操及其操作方法

1）健肺操

肺活量是衡量老年人生理功能的重要指标之一。随着年龄的增大，老年人的生理功能会有显著下降，肺功能也会下降。因此，经常性地进行健肺操的操作，可以显著提高老年人肺部功能。健肺操的具体操作方法如下。

（1）伸展胸廓。站立且双臂下垂，两脚间距同肩宽，吸气，双手经体侧缓慢向上方伸展，尽量扩展胸廓。同时抬头挺胸，呼气时还原（图3-10）。

（2）转体压胸。站姿同上，吸气，上身缓慢地向右后方转动，右臂随之侧平举并向右后方伸展，然后左手平放于左侧胸前向右推动胸部，同时呼气。向左侧转动时，动作相同，方向相反。

（3）交叉抱胸。坐位，两脚自然踏地，深吸气然后缓缓呼气，同时双臂交叉抱于胸前，上身稍前倾，呼气时还原（图3-11）。

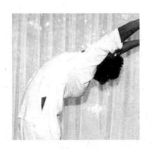
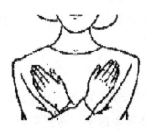

图3-10   图3-11

（4）双手挤压胸。体位同上，双手放于胸部两侧，深吸气，然后缓缓呼气，同时双手挤压胸部，上身前倾，吸气时还原。

（5）抱单膝挤压胸。体位同上，深吸气，然后缓缓呼气，同时抬起一侧下肢，双手抱住小腿，并向胸部挤压，吸气时还原，两侧交替进行（图3-12）。

（6）抱双膝压胸。直立，两脚并拢，深吸气，然后缓缓呼气，同时屈膝下蹲，双手抱膝，大腿尽量挤压腹部及胸廓，以协助排除肺上存留的气体，吸气时还原（图3-13）。

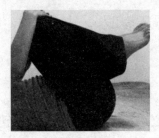

图 3-12

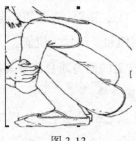

图 3-13

小贴士

在做健肺操时的注意要点：

①以上"呼吸健肺操"，可以依次做完，每次重复5～8次；年老体弱者，也可选其中两三种同做，每次重复10～15次，每天做2～3遍。

②做操时以腹式呼吸为主，要求吸气深长，尽量多吸；呼气缓慢，尽量呼尽。在做完每一个动作时，应保持姿势数秒钟，然后再做下一个动作。

③动作幅度要适中。

2）中风康复操

患有中风的老年人在进入康复期之后可以进行中风康复操的训练，具体操作如下。

（1）坐在椅上，双足分开，与肩同宽，双手握拳，放在大腿上。头部慢慢地向左、向右侧弯各5～10次。接着头部向上、向下转动各5～10次。

（2）双手握拳，向前平伸，上半身慢慢向前倾斜，双拳尽可能接触地面，接着上半身复原，双拳上举，上半身向后仰，操作5～10次。然后上半身向右转动，再向左转动，操作5～10次。

（3）双手和背部向前伸展，上半身稍微向前转动，再向左转动，准备站起，然后复原。操作5～10次。

（4）臀部离开椅子，站起，但双腿仍保持弯曲的姿势，操作5～10次。

（5）平卧，双手交叉，放在腹上，双腿弯曲，慢慢抬高臀部，复原，操作5～10次。

3）颈椎病康复运动操

（1）准备姿势：两脚分开与肩同宽，两臂自然下垂，全身放松，两眼平视，均匀呼吸，站坐均可。

（2）双掌擦颈：十指交叉贴于后颈部，左右来回摩擦 100 次。

（3）头先向左后向右转动，幅度宜大，以自觉酸胀为好，每组 30 次（图 3-14）。

（4）头先前再后，前俯时颈尽量前伸拉长每组 30 次（图 3-15）。

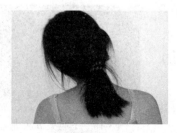 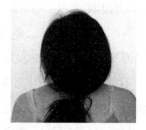

图 3-14　　　　　　　　　　　　　　　图 3-15

（5）旋肩舒颈：双手置两侧肩部，掌心向下，两臂先由后向前旋转 20～30 次，再由前向后旋转 20～30 次（图 3-16）。

（6）头用力左旋并尽力后仰，眼看左上方 5 秒钟，复原后，再旋向右，看右上方 5 秒钟。

（7）双手上举过头，掌心向上，仰视手背 5 秒钟（图 3-17）。

（8）手收回胸前，右手在外，劳宫穴相叠，虚按膻中，眼看前方 5 秒钟，收操。

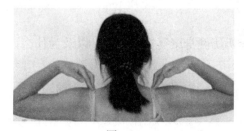 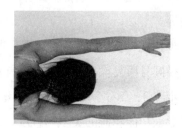

图 3-16　　　　　　　　　　　　　　　图 3-17

4）膝关节炎康复操

膝关节骨关节炎是临床常见的慢性骨关节退行性疾病，多在上下楼梯、下蹲起立时出现疼痛，休息后疼痛能缓解，但严重者会出现关节僵硬及畸形。而注意进行科学合理的锻炼，就能在一定程度上治疗膝骨关节炎。

（1）股四头肌力量训练：仰卧位，将膝关节伸直，绷紧大腿前面的肌肉做股四头肌静力性收缩。每次收缩尽量用力并坚持长时间，重复数次以大腿肌肉有酸胀感觉为宜。

（2）直抬腿练习：仰卧位，伸直下肢并抬离床约30°，坚持10秒钟后缓慢放下，休息片刻再重复训练，每10～20次为1组，训练至肌肉有酸胀感为止。另外可在踝部绑缚适量的沙袋进行练习，并随力量增强逐渐增加沙袋的重量。

（3）靠墙半蹲练习：靠墙站立，膝、髋关节弯曲不小于90°，作半蹲状，坚持10秒钟后站起，休息片刻再下蹲，每10～20次为1组（如图3-18）。

（4）不负重下肢关节主动屈伸：仰卧位，一侧下肢伸直，另一侧下肢屈膝屈髋使大腿尽量靠近胸部，然后交替练习另一侧下肢。

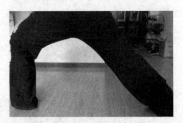

图3-18　下肢关节屈进运动

小贴士

在关节出现明显的疼痛肿胀时，应以休息为主，避免上下楼梯、跑步等使膝关节负重的运动，行走时应使用拐杖以减轻关节负担。在关节疼痛肿胀有明显改善时，才适宜做上述锻炼，且最好在康复医生定期的指导下进行锻炼。

操作步骤

步骤1：护理员准备。护理员洗手、穿戴整洁，无长指甲，必要时准备纸笔记录等。

步骤2：与李奶奶沟通交流。告诉李奶奶健身康复操的作用，以及为什么让她选择健身康复操，让老人接受并同意。

步骤3：查看李奶奶状态，测量记录老人身体参数。通过与家属沟通与观察，判断老人功能障碍的类型与程度，如意识、认知、肌力、平衡能力等，具体可参考健身器材的使用部分。

步骤4：提出建议。经过评估，给出帮李奶奶选择合适的健身康复操的建议。

本案例中，李奶奶身体无明显疾病，但随着年龄增大，其心肺功能降低，可选择健肺操。

实训演练

张奶奶，70岁，患有老年痴呆多年，最近入住××养老院，因张奶奶日常生活自理困难，家人担心其生理功能会严重衰退，希望张奶奶平时可以做些合适的锻炼，作为张奶奶的照护人员，请帮助张奶奶选择合适的健身康复操。

方法指导：针对张奶奶的情况，可按照上述方法进行操作，但需注意张奶奶是痴呆患者，在为其选择健身康复操的时候，应考虑到其认知和意识等情况，具体可参考拓展学习知识。

拓 展 学 习

有痴呆病患的老年人其认知、日常生活能力和社会适应能力都存在不同程度的下降，主要是以智能衰退表现为主，因此在进行健身康复操选择时重点应以改善生活自理能力和参与社会相关闲暇活动能力为主，并充分发挥尚存的功能，弥补不足。对轻度痴呆患者，可与老年人共同制订活动计划，从简单到复杂的日常锻炼。随着病情加重，可调整计划，选择更加简单、单调的训练，尽量让老年人自己完成相应锻炼目标，给予其充分的锻炼时间。

能 力 测 评

对于本任务，可根据学生听课及为老年人选择健身康复操完成情况对学生进行测评。可从知识学习、技能要求和职业态度三个方面进行测评。

项　　目	测评标准	得分
知识学习（20 分）	是否认真听老师讲课（6 分）	
	听课过程中有无提出问题（6 分）	
	能否回答老师提出的问题（8 分）	
技能要求（50 分）	操作是否标准、规范（40 分）　操作前准备是否充分（2 分） 与家属沟通是否流畅全面（6 分） 与老年人沟通是否充分（8 分） 是否检查老年人状态（8 分） 是否对老年人身体机能进行评估（8 分） 选择健身康复操时的分析及判断是否恰当合理（8 分）	
	操作过程中有无发现或者提出问题（5 分）	
	与同学、老师是否有互动（5 分）	

（续）

项 目	测评标准	得分
职业态度 （30分）	操作前后是否洗手（5分）	
	与老人沟通时语气是否温柔，语速是否缓慢，吐字是否清晰（15分）	
	操作时动作是否柔和，是否有生拉硬拽（10分）	
总分（100分）		

课后练习题

一、选择题（选择一个正确的答案，并将相应的字母填入题内的括号中）

1. 膝关节炎康复操锻炼直腿抬高锻炼时，需抬高（　　　）。

   A. 30°　　　　　　　B. 50°　　　　　　　C. 60°　　　　　　　D. 80°

2. 挤压胸廓锻炼可以提高老年人（　　　）。

   A. 肺部功能　　　　　　　　　　B. 膝关节功能

   C. 颈椎功能　　　　　　　　　　D. 消化系统功能

3. 健肺操以（　　　）呼吸为主。

   A. 胸式呼吸　　　　　　　　　　B. 腹式呼吸

   C. 胸式呼吸和腹式呼吸相交替　　D. 膈肌运动呼吸

4. 痴呆老人以（　　　）退化为主。

   A. 智能衰退　　　　　　　　　　B. 运动能力减退

   C. 消化能力　　　　　　　　　　D. 心肺功能

5. 肱四头肌锻炼属于（　　　）。

   A. 健肺操　　　　　　　　　　　B. 膝关节炎康复操

   C. 颈椎病康复操　　　　　　　　D. 中风康复操

二、判断题（将判断结果填入括号中，正确的填"✓"，错误的填"✗"）

1. 健身康复操可让老年人感到精神愉悦，缓解压力，心情舒畅，有很好的娱乐身心的功效。（　　　）

2. 为老年人选定健身康复操的时候需先评定老年人的身体状况。（　　　）

3. 进行健身康复操锻炼的目的是为了让老年人心情愉悦。（　　　）

4. 痴呆老人无须进行健身康复操的锻炼。（　　　）

5. 患有中风的老年人在进入康复期之后可以进行中风康复操的训练。（　　　）

任务 5　指导老年人学习健身康复操

健身康复操能够增强老年人体质，改善心情，老年人应在专业人员指导下进行锻炼。本任务介绍指导老年人进行健身康复操锻炼的方法。

学习目标

知识目标	知道健身康复操运动的常见异常现象； 知道进行健身康复操锻炼的要求、注意事项和指导方法。
技能目标	会指导老年人完成健身康复操。
态度目标	在操作过程中，具备爱心、耐心、细心，与老年人沟通时语气要温柔，语速缓慢，注意询问老年人的感受，仔细观察有无异常情况。

情景导入

李奶奶，69 岁，身体衰弱，但无明显疾病，最近新入住××养老院。今天李奶奶身体感觉良好，想去花园里进行健身康复操的锻炼，想让护理员教给她怎样运动。作为李奶奶的护理人员，你怎样帮助李奶奶在安全的情况下学习健身康复操？

在指导老年人学习健身康复操时，极易发生摔倒等危险情况，充分了解健身康复操的操作方法和原则有助于避免意外情况的发生。

问题讨论

1. 进行健身康复操运动时常见的异常情况有哪些？

2. 进行健身康复操锻炼时需掌握的原则是什么？

3. 护理员在老年人健身康复操锻炼时需注意哪些事项？

知识学习

1. 老年人在进行健身康复操锻炼时常见的异常现象

在运动过程中，因老年人血液循环加速，容易出现高血压等情况，故应注意询问老年人的反应，有无恶心、头晕、呕吐等症状。

2. 进行健身康复操锻炼时需遵循的原则要求

老年人随年龄增加其机体的器官、组织等功能较差，如患有某些疾病，则对健身康复操的适应性也会较差，因此，在锻炼时需要运用科学合理的方法。

1）运动幅度要适中

老年人在进行各项健身康复操时多采用站立体位，需要缓慢地移动四肢以协调配合各种动作。在锻炼时，动作幅度不宜过大，特别是肩部、腰部、髋部和膝部等关节的扭动。在活动时，尽量做到不要剧烈跳跃、大幅度的屈曲和做突发性的动作。

2）锻炼时间需有规律，并持之以恒

一般情况下，老年人的健身康复操安排在每天的早晨和晚上较为适宜，也可根据具体的工作时间来安排。早晨空气较为新鲜，空气中的负离子等对人体健康十分有益。晚上温度适宜，进行健身康复操可以消除一天的疲劳，使老人身心愉悦，起到很好的休息作用。

3）活动量要适中，因人而异

每次活动时，需根据老年人的身体状况来安排合理的康复锻炼时间和每次的活动量。

3. 护理员在老年人进行健身康复操锻炼时需注意的事项

（1）要采取积极的态度。对需要进行康复操锻炼的老年人要耐心地说服和介绍，特别是对需要长期进行锻炼的老年人来说，要更加热情地说服其接受锻炼。

（2）对老年人锻炼要有耐心。老年人对于健身康复操的锻炼往往没有耐性，缺乏意志力和合作性，加之随着年龄的增加，其生活多有不便，往往不能按时、按规定完成。因此，对需要锻炼的老年人要有耐性，尊重老年人的要求和意见，争取老年人的合作。

（3）注意安全保护，避免意外情况的出现。

4. 老年人健身康复操的程序制定

在制定程序时，往往可分成4个方面：①确定老年人功能活动能力；②确定老年人身体机能、精神和情绪等方面状况；③确定近期和长远的健身康复操锻炼目标；④确定需要达到的标准的锻炼方法。

1）查清既往状况

老年人慢性病多，致残率较高，且多种疾病可导致综合性问题发生。因此，在进行健身康复操锻炼时，要注意老年人心脏负荷问题。有研究表明，老年人上肢锻炼负荷过重，往往会继发心脏疾病。此外，还需注意老年人的精神、人格的改变等问题。

2）评估当前情况

评价内容一般包括 3 个方面：①什么样的症状可以通过健身康复操的锻炼得到改善或治愈；②可以预防什么样的并发症；③影响锻炼恢复身体机能的不利因素有哪些。

3）确定目标

近期和远期目标主要以疾病恢复情况为分界线，早期锻炼可以恢复或改善的老年人应考虑远期的锻炼目标，杜绝疗效退步的问题。

操 作 步 骤

1. 锻炼前需要做的准备工作

步骤 1：环境准备。环境整洁，地面无积水，活动场地宽敞，无障碍物存在。

步骤 2：护理员准备。全面评估老年人的身体状况，掌握其所患疾病等情况。另外，护理员要洗手、穿戴整洁，穿宽松的衣裤，自身熟练掌握健身康复操。

步骤 3：物品准备。准备毛巾、椅子。准备适合老年人锻炼的器材等。

步骤 4：与老年人沟通。在进行操作前，需与老年人进行沟通交流，取得老年人的配合。告知老年人即将进行的操作是什么，具体步骤、意义和方法。

步骤 5：热身运动。带领老年人一起进行准备活动，热身时间为 10～15 分钟。具体操作参考指导老年人使用健身器材部分。

2. 带领老年人进行健身康复锻炼

步骤 1：护理员以温柔和缓慢的语气、语速告知老年人在进行锻炼时的每一个动作步骤。

步骤 2：护理员把每一个动作步骤分解，教给老年人怎么锻炼。

步骤 3：每一个动作反复示范，直至老年人学会为止。

步骤 4：在指导过程中，多采用通俗的语言和丰富的表情，得到老年人相应的反馈时再进行下一步。

步骤 5：观察记录。在活动过程中，注意观察老年人的反应，如出现不适应立刻停止。在老年人学习时多给予鼓励和正面反馈，及时询问老年人感受。最后要及时记录训练时间、老年人的异常情况等。

实训演练

李爷爷，65岁，患有中风，医院治疗一个月后转入××老年公寓。李爷爷现为右侧上肢活动明显障碍，但可以自主行走，请帮助李爷爷完成健身康复操活动。

方法指导：针对李爷爷的情况，可按照上述方法进行操作，但需注意偏瘫老年人健身康复操的活动需要参照上述方法外还需参照下面拓展学习中的方法。

拓展学习

有肢体活动障碍的老年人在活动时要充分考虑到患侧肢体在运动时的困难情况。一侧肢体活动障碍会涉及在运动时平衡能力和肌力的下降，因此在进行健身康复操锻炼时，老年人躯干可保持前倾位，双下肢负重，双足在同一水平线或患侧较后，护理员在患侧膝部、髋部可给予支持。在运动时，由于患侧活动时健侧下肢负重加大，护理员可用足部将老年人患足抵住从而使其保持平衡。

能力测评

对于本任务，可根据学生听课及指导李奶奶学习健身康复操的情况对学生进行测评。可从知识学习、技能要求和职业态度三个方面进行测评。

项　　目	测评标准		得分
知识学习 （20分）	是否认真听老师讲课（6分）		
	听课过程中有无提出问题（6分）		
	能否回答老师提出的问题（8分）		
技能要求 （50分）	操作是否标准、规范 （40分）	活动前是否与老年人沟通（5分）	
		健身前是否为老年人检查身体（5分）	
		健身前后是否询问老年人的感受（5分）	
		健身前是否把物品准备齐全（5分）	
		健身前是否做热身运动（5分）	
		健身时是否密切观察老年人变化（5分）	
		健身活动后是否帮助老年人完成整理活动（5分）	
		操作完成后记录内容是否完整、准确（5分）	

（续）

项　目	测评标准	得分
技能要求 （50分）	操作过程中有无发现或者提出问题（5分）	
	与同学、老师是否有互动（5分）	
职业态度 （30分）	操作前后是否洗手（5分）	
	与老年人沟通时语气是否温柔，语速是否缓慢，吐字是否清晰（15分）	
	操作时动作是否柔和，是否有生拉硬拽（10分）	
总分（100分）		

课后练习题

一、选择题（选择一个正确的答案，并将相应的字母填入题内的括号中）

1. 老年人在进行健身康复操锻炼时需要先进行热身运动，其热身时间是（　　）。

　　A. 1～5 分钟　　　B. 10～15 分钟　　　C. 15～20 分钟　　　D. 25～30 分钟

2. 在进行健身康复操锻炼时其常见体位是（　　）。

　　A. 站立位　　　　B. 坐位　　　　　　C. 仰卧位　　　　D. 俯卧位

3. 一般情况下，老年人的健身康复操安排在每天的（　　）较为宜。

　　A. 早晨　　　　　B. 中午　　　　　　C. 吃饭后　　　　D. 睡觉前

4. 肢体障碍的老年人在活动时要充分考虑到患侧肢体在运动时的困难情况，老年人一般保持（　　）体位。

　　A. 在进行健身康复操锻炼时，老年人躯干可保持前倾位，双下肢负重，双足在同一水平线或患侧后面

　　B. 在进行健身康复操锻炼时，老年人躯干可保持前倾位，双下肢负重，双足在同一水平线或患侧前面

　　C. 在进行健身康复操锻炼时，老年人躯干可保持直立位，双下肢负重，双足在同一水平线或患侧

　　D. 在进行健身康复操锻炼时，老年人躯干可保持前倾位，患侧肢体负重，双足在同一水平线或患侧后面

5. 健身康复操评价当前问题时，一般评价内容不包括（　　）。

A. 什么样的问题都可以通过健身康复操的锻炼得到改善或治愈

B. 什么并发症都可以预防

C. 影响锻炼恢复身体机能的不利因素

D. 可以选择什么样的健身康复操

二、判断题（将判断结果填入括号中，正确的填"✓"，错误的填"×"）

1. 老年人在进行健身康复操锻炼时，护理人员需随时观察老年人身体功能。

（　　）

2. 在为老年人制定健身康复操程序时其近期和远期目标是不一样的。

（　　）

3. 健身康复操的锻炼无须时间过长。（　　　）

4. 在进行健身康复操锻炼时需注意老年人周围的锻炼环境，门窗需要关闭。

（　　）

5. 护理人员在教授老年人进行健身康复操锻炼时需要耐心，尽量将步骤分解，详细解释和演练。（　　　）

模块4

为老年性痴呆老年人进行康复护理

老年性痴呆是一种不可逆的进行性发展的神经系统退行性病变，记忆力下降明显，患病老人认知功能受损严重，常伴有情绪及行为改变，严重影响老年人的生活质量。老年性痴呆发病率越来越高，老年机构收住的这类老年人越来越多。该类疾病症状比较特殊，康复护理难度也较大。本模块介绍如何为老年性痴呆老年人进行认知功能的测查和训练，接下来再讲解日常生活康复护理的方法。

任务1 为老年性痴呆老年人进行认知功能测查

认知功能受损通常是老年性痴呆最先出现的症状，对老年性痴呆老年人进行认知功能康复护理可在一定程度上延缓病情发展，提高老年人的生活质量。本任务介绍为老年性痴呆老年人进行认知功能的测查方法。

学习目标

知识目标	知道老年性痴呆的临床表现； 知道老年性痴呆常用的筛查方法； 知道老年性痴呆的预防方法。
技能目标	会使用老年性痴呆的筛查量表。
态度目标	在操作过程中，具备爱心、耐心、细心，与老年人沟通时语气要温柔，语速缓慢，注意观察老年人的感受，尊重老年人。

情景导入

张爷爷，69岁，高中文化水平，近期入住××老年公寓。其家人一年多前即发现其认知功能下降，表现为记忆力下降，以近期记忆下降为主，遇到稍微复杂点的事情就不能完成，老人执行功能减退，让其做的事情通常以各种借口不做，情绪较为容易激怒，基本的日常生活活动尚可自理。作为张爷爷的护理员，请为张爷爷进行简易的认知功能测查。

本案例中张爷爷家人发现其记忆力、执行功能以及情绪发生变化，怀疑是否患有老年性痴呆。老年性痴呆发病率越来越高，严重影响老年人的生活质量，同时由于老年人的认知及日常生活能力都受到破坏，给家庭以及护理人员带来了较大的挑战。及时发现老年性痴呆，加强对老年人的护理是养老机构应予以重视的问题。本案例介绍简易的认知功能测查方法，为及时发现老年性痴呆提供参考依据。

问题讨论

1. 什么是老年性痴呆？

2. 老年性痴呆临床表现有哪些？

3. 常用的老年性痴呆筛查量表有哪些？

4. 在本案例中，如何为张爷爷进行认知功能测查？

知识学习

1. 智力障碍的基本概念

智力障碍又称智力缺陷、智力残疾，一般指的是由于大脑受到器质性的损害，或是由于脑发育不全从而造成认识活动的持续障碍以及整个心理活动的障碍。

智力障碍包含智力迟滞和痴呆两种病症。其中，痴呆是一种由于脑功能障碍而产生的获得性智能损害综合征，表现为智力及认知功能的减退和行为人格的改变。如果痴呆发生在老年人身上，将对老年人的身心危害甚大。

2. 老年性痴呆常见的临床表现

（1）记忆障碍。老年性痴呆发病最初的症状是记忆障碍，主要表现为近期记忆的减退，如同一内容无论向他述说几遍也会立即忘记，刚放置的东西就忘掉所放的位置，做菜时已放过盐，过一会儿又放一次，刚买的东西就忘记拿走；而对过去的、曾有深刻印象的事件，如过去曾经经历过的战争、参加过的某种政治活动、失去的亲人等则记忆较好，即所谓远期记忆保持较好。但是，随着疾病的发展，远期记忆也会丧失，如把过去发生的事情说成是现在发生的，把几件互不关联的事情串在一起，张冠李戴，甚至会从头到尾地述说一件根本没有发生过的事情。记忆障碍最严重时，表现为不认识自己的亲人，甚至连镜子或照片中的自己都不认识。

（2）对时间和地点的定向力逐渐丧失。例如，不知道今天是何年何月何日，不清楚自己在何地，出了家门就找不到家等。

（3）计算能力障碍。轻者计算速度明显变慢，不能完成稍复杂的计算，或者经常发生极明显的错误。严重时连简单的加减计算也无法进行，甚至完全丧失"数"的概念。

（4）理解力和判断力下降。理解力和判断力下降表现为对周围的事物不能正确理解，直接影响对事物的推理和判断，分不清主要的和次要的、本质的和非本质的，不能正确地处理问题。

（5）语言障碍。轻者说话啰唆、内容重复、杂乱无章，重者答非所问，内容离题千里，令人无法理解，或经常自言自语，内容支离破碎，或缄默少语，丧失阅读能力。

（6）思维情感障碍。思维常出现片断性，大事被忽略，琐事却纠缠不清，同时伴有情感迟钝，对人淡漠，逐渐发展为完全茫然而无表情，或小儿样欣快症状很突出。有的则出现幻觉，如幻听、幻视等；有的出现片断妄想，如嫉妒妄想、被偷窃妄想、夸大妄想等。

（7）个性和人格改变。多数表现为自私、主观，或急躁、易怒、不理智，或焦虑、多疑。还有一部分人表现为性格孤僻，以自我为中心，对周围事物不感兴趣，缺乏热情，与发病前相比判若两人。

（8）行为障碍。初期表现为以遗忘为主的行为障碍，如好忘事、遗失物品、迷路走失等。中后期多表现为与思维判断障碍和个性人格改变相关的行为异常，如不分昼夜，四处游走，吵闹不休；不知冷暖，衣着紊乱，甚至以衣当裤，以帽当袜；不讲卫生，不辨秽洁，甚至玩弄便溺；不识尊卑，不分男女，甚至有性欲亢进的倾向。

（9）行动障碍。动作迟缓，走路不稳，偏瘫，甚至卧床不起，大小便失禁，不能自主进食，终至死亡。

3. 老年性痴呆的预防方法

由于痴呆的病因不同，预防的方法也不同，可从以下几个方面加以预防。

（1）饮食均衡，避免摄取过多的盐分及动物性脂肪。一天食盐的摄取量应控制在 10 克以下，少吃动物性脂肪及糖、蛋白质、食物纤维、维生素、矿物质等都要均衡摄取。

（2）适度运动，维持腰部及脚的强壮。手的运动也很重要，常做一些复杂、精巧的手工会促进脑的活力，做菜、写日记、吹奏乐器、画画、养小动物等都有预防痴呆的效果。

（3）避免过度喝酒、抽烟，生活有规律。喝酒过度会导致肝功能障碍，引起脑功能异常，一天喝酒超过0.3升的人比起一般人容易得脑血管性痴呆。抽烟不仅会造成脑血管性痴呆，也是诱发心肌梗死等危险疾病的重要原因。

（4）预防动脉硬化、高血压和肥胖等，早发现、早治疗。

（5）防止跌倒，头部摔伤会导致痴呆。高龄者必要时应使用拐杖。

（6）对事物常保持高度的兴趣及好奇心，可以增强人的注意力，防止记忆力减退。老年人应该多做些感兴趣的事及参加公益活动、社会活动等来强化脑部神经。

（7）积极用脑，预防脑力衰退。即使在看电视连续剧时，随时说出自己的感想便可以达到活用脑力的目的。读书发表心得、下棋、写日记、写信等都是简单而有助于脑力活动的方法。

（8）随时对人付出关心，保持良好的人际关系，找到自己的生存价值。

（9）保持年轻的心，适当打扮自己。避免过于深沉、消极、唉声叹气，要以开朗的心情生活。高龄者常要面对退休、朋友亡故等失落的体验，很多人因而得了抑郁症，免疫功能降低，没有食欲和体力，甚至长期卧床。

4. 简易智力状态检查量表（MMSE）

老年性痴呆筛查量表又称为神经心理学量表，常用的有简易智力状态检查量表（MMSE）、画钟测验（CDT）、临床痴呆评定量表（CDR）、韦氏记忆量表（WMS）等几种。

MMSE是最具影响力的认知缺损筛查工具之一，在临床上多用于65岁以上疑有认知缺损老年人（包括正常人及各类精神病人）的智力状态及认知缺损程度的检查及诊断。本测验操作简便，对操作人员的要求不高，只要经过适当训练便可操作，主要用于需进一步进行诊断的对象，适合在社区、基层以及养老机构使用。此外，该测验不受被试性别、文化程度、经济状况等因素影响，应用范围广泛。图4-1所示为一张实际使用的MMSE表，分为正反两面，其中正面是检查量表，反面是一句话和一个图形。

正面：

简易智能精神状态检查量表（MMSE）

	分数	最高分
定向力		
现在是（星期几）（几号）（几月）（什么季节）（哪一年）	（　）	5
我们现在在哪里：（省市）（区或县）（街道或乡）（什么地方）	（　）	5
（第几层楼）		
记忆力	（　）	3

现在我要说三样东西的名称，在我讲完以后，请您重复说一遍。

请您记住这三样东西，因为几分钟后要再问您的。

（请仔细说清楚，每样东西一秒钟）。

"皮球"、"国旗"、"树木"

请您把这三样东西说一遍（以第一次的答案记分）

	分数	最高分
注意力和定向力	（　）	5

请您算一算 100 减 7，然后从所得的数目再减去 7，如此一直计算下去，请您将每减一个 7 后的答案告诉我，直到我说停为止。

（若错了，但下一个答案是对的，那么只记一次错误）

93，86，79，72，65.

	分数	最高分
回忆力	（　）	3

现在请您说出刚才我让您记住的三样东西？"皮球"、"国旗"、"树木"

语言能力

	分数	最高分
（出示手表）这个东西叫什么？	（　）	1
（出示铅笔）这个东西叫什么？	（　）	1
现在我要说一句话，请您跟着我清楚地重复一遍。	（　）	1

"四十四只石狮子"

	分数	最高分
我给您一张纸请您按我说的去做，现在开始："用右手拿着这张纸，用两只手将它对折起来，放在您的大腿上。"（不要重复说明，也不要示范）	（　）	3
请您念一念这句话，并且按照上面的意思去做。（见背面：闭上您的眼睛）	（　）	1
您给我写一个完整的句子。（句子必须有主语，动词，有意义）	（　）	1

记下所叙述句子的全文。

（见背面）这是一张图，请您在同一张纸上照样把它画下来。　　　（　）　　　1

（对：两个五边形的图案，交叉处有个小四边形）

分数在 27~30 分：正常

分数<27 分：认知功能障碍　　　　　　　　　　　　总分（　　）

临床印象：_____　　　　　　　　　　　评定医师签名：

反面：

闭上你的眼睛

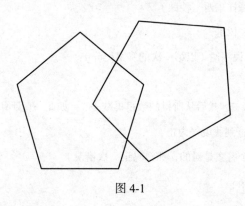

图 4-1

5. 使用 MMSE 的注意事项

（1）MMSE 一般一次检查需 5～10 分钟，采用直接询问被试的方法。

（2）在测验过程中要尽量保持环境安静，避免外界干扰。

（3）操作过程中应注意给予鼓励，避免老年人产生灰心或放弃心理。

（4）测查人员需认真学习测验操作方法，准确地向被试发出指令，说话语气温柔，语速缓慢，吐字清晰。

操作步骤

步骤 1：环境准备。室内温度、湿度适宜，无对流风，安静无噪声，适合为张爷爷进行认知功能测查。

步骤 2：护理员准备。护理员洗手、穿戴整洁，无长指甲等。

步骤 3：用物准备。包括 MMSE 量表、签字笔、手表、白纸、铅笔等。

步骤 4：与张爷爷进行沟通。在进行操作前，需与老人进行沟通交流，告知老人即将进行的操作是什么，取得老人配合。

护理员："张爷爷，今天请您过来，需要您配合我做个小测验，很多爷爷奶奶都很感兴趣想做这个测验，我还没给他们做，我可是先把机会给您让您先来做哦，您要好好配合我来做，好么？那我们现在开始啦！"

步骤 5：为张爷爷进行测查。护理员拿出 MMSE，根据所学的测查方法，清晰准确地为张爷爷说出每道题。根据老人回答情况，记录得分。

步骤 6：测查完毕后沟通。护理员："张爷爷，咱们小测验到此结束了，您表现得非常棒！您有点累了吧！我扶您回房间休息吧！"

步骤 7：洗手做记录。洗手后记录测查时间、老人在测查过程中的反应等，并将测查表进行整理，计算老人得分，对测查结果进行初步分析，并向上级汇报。

实 训 演 练

李奶奶，79 岁，入住××老年公寓 3 天。家人反映其两年前开始出现记忆力下降，容易忘事，一年前曾发生右侧脑梗死，半年前认知功能急剧下降，甚至常常忘记是否吃饭，刚吃完饭问其所吃的食物，完全没有印象。作为李奶奶的护理员，请为李奶奶进行初步的认知功能测查。

方法指导：针对李奶奶的情况，可按照上述方法为其进行认知功能测查。根据家属反映，李奶奶认知功能受损情况应比张爷爷严重，故测查过程应比张爷爷更为复杂，需要护理员更多的耐心和沟通技巧。

拓 展 学 习

1. 不能仅依据 MMSE 进行确诊

老年性痴呆是退行性脑变性疾病，病程缓慢且不可逆，临床上以认知功能尤其是记忆力下降为主。老年性痴呆诊断包括很多内容，MMSE 测查仅是其中一项，通过该项测查，可大概了解老年人的认知功能情况，但不能仅仅依据测查结果就下诊断。

2. 如何确诊老年性痴呆

除了 MMSE，老年性呆症的诊断手段还包括检查病史、血液学检查（血常规、血糖、肝功能、肾功能、甲状腺功能等）、神经影像学检查（头部 CT、PET 和头部核磁检查等）等。通常应该根据这些诊断综合来确诊老人是否患了老年性痴呆症。

能 力 测 评

对于本任务，可根据学生听课及为张爷爷进行认知功能测查情况对学生进行测评。可从知识学习、技能要求和职业态度几个方面进行测评。

项　　目	测评标准		得分
知识学习 （20分）	是否认真听老师讲课　（6分）		
	听课过程中有无提出问题　（6分）		
	能否回答老师提出的问题　（8分）		
技能要求 （50分）	操作是否 标准、规范 （40分）	所选测查环境是否安静，是否宜于操作（6分）	
		测查前是否与老年人沟通（8分）	
		能否正确地给老年人发出指令（7分）	
		操作过程中是否仔细观察老年人的反应（7分）	
		当老年人出现厌倦或者放弃心理时，是否能够引导老年人继续进行测查（6分）	
		测查过程中是否正确做好记录，是否能够初步对测查结果进行分析（6分）	
	操作过程中有无发现或者提出问题（5分）		
	与同学、老师是否有互动（5分）		
职业态度 （30分）	操作前是否认真了解老年人的病史及老人性格、行为等特点（10分）		
	与老年人沟通时是否有耐心，语气是否温柔，语速是否缓慢，吐字是否清晰（15分）		
	是否仔细观察老年人的反应，是否对老年人在测查过程中的表现进行仔细记录（5分）		
总分（100分）			

课后练习题

一、选择题（选择一个正确的答案，并将相应的字母填入题内的括号中）

1. 老年性痴呆常见临床表现是（　　）。

    A. 记忆障碍　　　　　　　　　B. 定向力逐渐丧失

    C. 计算能力障碍　　　　　　　D. 以上都是

2. 老年性痴呆常用的测查量表有（　　）。

    A. 简易智力状态检查量表　　　B. 画钟测验

    C. 临床痴呆评定量表　　　　　D. 以上都是

3. 老年性痴呆可通过（　　）进行预防。

    A. 积极用脑，预防脑力衰退

    B. 对事物常保持高度的兴趣及好奇心

    C. 防止跌倒，避免头部摔伤

    D. 以上都是

4. MMSE 量表一般得分（　　）初步怀疑有认知功能障碍。

    A. 低于 22 分　　B. 低于 27 分　　C. 低于 30 分　　D. 低于 20 分

5. 老年性痴呆一般最先出现的症状是（　　）。

    A. 记忆力下降　　　　　　　　B. 言语功能下降

    C. 理解力下降　　　　　　　　D. 运动功能下降

二、判断题（将判断结果填入括号中，正确的填"✓"，错误的填"×"）

1. 老年性痴呆一般通过治疗可痊愈。（　　　）

2. MMSE 测验不受被试性别、文化程度、经济状况等因素影响，应用范围广泛。（　　　）

3. 根据 MMSE 测查结果可以确诊老年性痴呆。（　　　）

4. MMSE 在操作过程中护理员应注意给予鼓励，避免老年人产生灰心或放弃心理。（　　　）

5. 老年性痴呆记忆力下降的特点是近期记忆保留较好，远期记忆下降严重。

（　　　）

任务 2　为老年性痴呆老年人进行认知功能训练

为老年性痴呆老年人进行科学合理的认知功能训练，可改善老年人的认知功能和生活自理能力，提高老年人的生活质量。本任务介绍为老年性痴呆老年人进行认知功能训练的方法。

学习目标

知识目标	知道老年性痴呆记忆力、注意力、计算力、定向力、思维逻辑能力等的训练内容。
技能目标	会为老年性痴呆患者进行记忆力、注意力、计算力、思维逻辑能力等康复护理。
态度目标	在操作过程中，具备爱心、耐心、细心，与老年人沟通时语气要温柔，语速缓慢，注意观察老年人的感受，尊重老年人。

情景导入

张爷爷，69 岁，高中文化水平，近期入住××老年公寓。其家人一年多前即发现其认知功能下降，表现为记忆力下降，以近期记忆下降为主，遇到稍微复杂点的事情就不能完成，老人执行功能减退，让其做的事情通常以各种理由为借口不做，情绪较为容易激怒，基本的日常生活活动尚可自理。你作为张爷爷的护理员，已经为张爷爷做了 MMSE 测查，根据测查结果怀疑张爷爷患有老年性痴呆症的可能，故请家属将张爷爷送医院进行详细检查，经医生诊断为轻度老年性痴呆。作为张爷爷的护理员，请为张爷爷进行认知功能训练。

本案例中张爷爷已被诊断为老年性痴呆，现遵医嘱为其进行认知功能训练。本案例介绍为老年性痴呆老人进行认知功能训练的方法。

问题讨论

1. 老年性痴呆认知功能训练有哪些注意事项？

2. 在本案例中，如何为张爷爷进行认知功能训练？

知 识 学 习

1. 老年性痴呆老年人认知功能训练注意事项

（1）训练难度适宜。如果训练难度太大，会加重老年人的心理负担，造成不良情绪，可能使老年人拒绝锻炼，甚至可能造成心理阴影。

（2）选用直接形象化的训练方法。训练时用直观形象化的方式，配以鲜明的色彩，训练效果会更好。

（3）根据记忆障碍类型选择相应的训练方法。如对于日常用品记忆有障碍的老年人，应选用日常用品图片进行训练；对于人物记忆有障碍的老年人，应选用人物图片进行训练。训练时，宜将老年人熟悉和不熟悉的图片结合起来进行训练，这样既能对老年人起到提示作用，同时也能起到记忆训练的作用。

（4）多视角原则。充分利用视、听、嗅、触等多种感官刺激。

（5）多联系原则。将所需记忆的内容进行意义联系，减少老年人记忆难度，提高记忆的可能性。

（6）恒定性原则。建立较为恒定的日常活动常规，让老年人每天不断地重复和排练，不断复习加以强化。

（7）训练人员应有足够的耐心。训练人员应具备足够的耐心，不可催促老年人，造成紧张的气氛，应等待老年人缓慢的回答。

2. 老年性痴呆老年人认知障碍训练方法

1）记忆力训练

记忆力下降是老年性痴呆最早出现的症状，也是最为突出的症状，一般以近期记忆受损明显，大部分远期记忆仍然保持为主要特点。通过有意识反复的记忆训练，可延缓老年人记忆衰退，促进老年人智力恢复。

护理员将老年人每天的日常活动安排贴在老年人床头，让老年人回忆每天所经历的事件、所去过的地方、使用过的物品操作方法、周围的人和事物等，帮助老年人重建记忆，锻炼老年人的近期记忆。为老年人安排日常活动时，尽量由简单到复杂，如让老年人看电视、玩扑克、下棋、玩智力拼图或者数字卡片等，锻炼老年人记忆及思维能力。

在记忆训练中，图片记忆训练法是比较常用的一种方法。图片记忆训练法包括人物识别法、地点识别法、色彩识别法、日常用品识别法等。人物识别法是将老年人熟悉的家人、亲戚的图片、陌生人图片以及历史名人图片掺杂在一起让老年人识别他所熟悉的人，锻炼老年人记住陌生的人名。地点识别法是将老年人所居住的小区、卧室、客厅、马路、常去的超市、公园等熟悉场所的图片和其他有名的陌生场所掺杂在一起让老年人识别，并让老年人对陌生的地点进行记忆。色彩识别法是将不同颜色形状的图片让老年人进行识别记忆。

护理员可以给老年人念一串没有规律的数字，让老年人重复，一般从三位数字开始，每次增加一位数字，直到老人不能复述为止，该方法可锻炼老年人的瞬时记忆能力。护理员可以给老年人看几样物品，如手机、桃子、铅笔、牙刷、水杯、梳子、帽子等，然后马上收起来，让老年人回忆刚才看到的东西，给老年人提供的物品数量可由少到多逐渐增加，让老年人观看的时间也可由长到短逐渐减少，该方法可以锻炼老年人的短时记忆能力。护理员要求老年人回忆家庭住址、家庭成员、亲戚朋友、原来单位同事的姓名、前几天看过的电影内容等，以锻炼老年人的长时记忆能力。鼓励老年人回忆早年时期对自己最为重要、感受最为深刻的几件事，护理员可用照片、物品、书籍、音乐、图片等方法帮助回忆，激发老年人的远期记忆。

2）注意力训练

注意力障碍是认知康复的中心问题，只有注意力障碍得到纠正，记忆、学习、思维逻辑等障碍才能有效进行康复。

（1）分类训练。该训练操作方式以纸笔练习为主，护理员要求老年人按指示描绘规定的图案，或者根据录音带、电脑中的指示执行适当的动作。该训练内容也可按照注意力分类分别进行持续性、交替性、选择性注意训练。

（2）示范训练。护理员将要展示的动作通过多种感觉方式呈现在老年人眼前，并加以语言提示以便老年人集中注意力。比如为老年人展示打太极拳，一边让老年人看着舒展流畅的动作，一边为老年人抑扬顿挫地讲解动作要领，使老年人的视觉、听觉都调动起来，从而进行注意力训练。

3）定向力训练

定向力是指对时间、地点、人物以及自身状态的认识能力。对时间、地点、人物的认识能力称为对周围环境的定向力，对自身状态的认识能力称为自我定向力。时间定向包括对当时所处时间，比如白天或晚上、上午或下午的认识以及年、季、月、日的认识。地点定向或空间定向是指对所处地点的认识，包括所处楼层和街道名称。人物定向是指辨认周围环境中人物的身份及其与患者的关系。自我定向包括对自己姓名、性别、年龄及职业等状况的认识。老年性痴呆老年人通常存在定向力障碍。

在为老年性痴呆老年人进行定向力训练时，应包括对时间、地点及人物的认知训练，尽可能随时纠正或提醒老年人产生正确的人、时间、地点的概念，使老年人减少因定向力错误而引起的不安和恐慌，从而引导老年人产生正向的行为改变。

护理员可帮助老年人认识目前生活中的真实人物和事件，如可在老年人卧室设置易懂、醒目的标志，对老年人熟悉的物品进行反复训练，帮助老年人认识卧室、厕所位置等，与老年人接触时反复讲解一些基本的生活知识，要求老年人讲述日期、时间、地点、天气等，嘱咐老年人按时起床，帮助老年人逐渐形成时间概念等。

4）逻辑思维能力训练

充分利用老年人残存脑力，对其进行综合分析、判断、推理和计算能力训练。如数字排序训练（可让老年人将数字按照由大到小的顺序排列，并进行简单数字计算），物品分类训练（给老年人呈现若干张各类物品图片，让其按衣服、食品、工具等类别进行分类）。

5）数字与计算能力训练

数字与计算能力主要指老年人在对数的概念理解与简单的计数运算中所具备的数学逻辑思维能力。护理员可适当设计一些游戏，提高老年人数字与数学计算能力，如数西瓜、数草莓、数工具等。也可将筷子分成两堆，让老年人比较哪堆多，哪堆少。还可以让老年人进行一些简单的消费账目计算，如去商场购买回一些日用品后，让其算一算每样物品各花费了多少钱，共花费了多少钱，还剩下多少钱。

操作步骤

以为张爷爷进行记忆力训练为例，其他认知功能的训练可参照该操作步骤进行。

1. 操作前需做的准备工作

步骤 1：环境准备。室内温度、湿度适宜，适宜进行记忆力训练。

步骤 2：护理员准备。护理员洗手、穿戴整洁，无长指甲等。

步骤 3：老年人准备。对老年人身体状况进行评估，身体状况满足参加训练要求。

步骤 4：物品准备。张爷爷家人及亲朋好友照片数张、水杯、苹果、手机、梳子、铅笔、手套、牙刷、钥匙、帽子、毛巾。

步骤 5：与张爷爷沟通交流。护理员与张爷爷沟通交流，告知老人即将进行的操作是什么，取得老人配合。

护理员："张爷爷，看您今天的精神状态很好，咱们一起来玩些游戏，这些游戏能帮您锻炼记忆力，怎么样啊？好的，那咱们现在开始了啊！"

2. 为老年人进行记忆力训练

步骤 1：为张爷爷呈现家人及亲朋好友照片。将准备好的老人家人及亲朋好友照片拿给老人看，让老人说出这是谁。一般先从老人最亲近的人开始，逐渐变为接触较少的人的照片。

步骤 2：给张爷爷呈现物品。现有水杯、苹果、手机、梳子、铅笔、手套、牙刷、钥匙、帽子、毛巾等物品，先呈现其中三种，呈现时间约为 1 分钟，然后收起来，让老人回答刚刚看到的物品是什么，回答正确后，再增加一种物品，继续让老人回答，依此类推。

步骤 3：回忆近期的事情。与张爷爷随便聊天，聊天内容主要是围绕最近几天发生的事情，比如前天老人的儿子是不是来老年公寓看望老人了，老人最近看过的电视剧或者新闻，昨天食堂供应的饭菜以及味道如何等，使老人在轻松愉悦的聊天中提高记忆力。

小贴士

在上面的每个训练过程中，都要对老年人的表现加以鼓励和表扬。

3. 训练完成后需做的工作

步骤 1：再次与老人沟通。告知老人本次训练结束，老人表现得非常棒，约定明天训练时间。

步骤 2：洗手并做记录。洗手后记录张爷爷在训练过程中的反应、出现的问题、下一步应该加强哪些方面的训练等。

实 训 演 练

李奶奶，79 岁，入住××老年公寓 3 天。家人反映两年前开始出现记忆力下降，容易忘事，一年前曾发生右侧脑梗死，半年前认知功能急剧下降，甚至常常忘记是否吃饭，刚吃完饭问其所吃的食物，完全没有印象。作为李奶奶的护理员，请为李奶奶进行初步的认知功能测查。

方法指导：针对李奶奶的情况，可按照上述方法为其进行认知功能训练。李奶奶认知功能受损情况比较严重，在训练过程中需要护理员更多耐心，在训练内容设计方面需考虑难度是否适合李奶奶。

拓 展 学 习

1. **认识记忆**

记忆是指过去的经验在头脑中的反映。过去的经验是指过去对事物的感知、对问题的思考、对某个时间所引起的情绪体验以及进行过的动作操作。这些经验可以以映像的形式存储在大脑中，在一定条件下，这些映像又可以从大脑中提取出来，这个过程就是记忆。

用信息加工的观点看待人类的记忆活动，也可以把记忆看做是对信息进行加工的过程，是大脑对输入的信息进行编码、存储和提取的过程。

2. **记忆的种类**

根据信息的编码、存储和提取的方式不同，以及信息存储时间长短的不同，可将记忆分为瞬时记忆、短时记忆、长时记忆三种类型。

（1）瞬时记忆，又叫感觉记忆，是指外界刺激以极短时间一次呈现后，信息在感觉通道内迅速登记并保留一瞬间的记忆。

（2）短时记忆，是指外界刺激以极短时间一次呈现后，信息保持时间在 1 分钟以内或是几分钟的记忆。

（3）长时记忆，是指永久性的信息存储，一般能保持多年甚至终身。

能 力 测 评

对于本任务，可根据学生听课及为张爷爷记忆力训练完成情况对学生进行测评。可从知识学习、技能要求和职业态度几个方面进行测评。

项　　目	测评标准		得分
知识学习 （20分）	是否认真听老师讲课（6分）		
	听课过程中有无提出问题（6分）		
	能否回答老师提出的问题（8分）		
技能要求 （50分）	操作是否 标准、规范 （40分）	物品准备是否齐全（4分）	
		环境选择是否适合进行记忆力训练（3分）	
		训练前与老年人沟通的情况，老年人是否适合进行训练（6分）	
		训练时语速、音量是否适宜，是否让老年人听清指令（5分）	
		训练是否由易到难，是否能够鼓励老年人完成训练（6分）	
		对老年人的表现是否给予及时的表扬（4分）	
		是否能够根据老年人的表现及时调整训练方法及内容（6分）	
		训练结束后是否做好记录，并对下一次训练提出意见（6分）	
	操作过程中有无发现或者提出问题（5分）		
	与同学、老师是否有互动（5分）		
职业态度 （30分）	是否充分了解老年人的认知受损情况及特点，是否认真准备相应的训练方案（8分）		
	与老年人沟通交流时，语气是否温柔，语速是否缓慢，吐字是否清晰（15分）		
	是否仔细观察老年人在训练过程中的反应，并能依据老年人的反应作出相应的调整（7分）		
总分（100分）			

课后练习题

一、选择题（选择一个正确的答案，并将相应的字母填入题内的括号中）

1. 为老年性痴呆老年人进行认知功能训练时需要注意的事项是（　　）。

　　A. 训练难度适宜

　　B. 选用直接形象化的训练方法

　　C. 根据记忆障碍类型选择相应的训练方法

　　D. 以上都是

2. 根据信息的编码、存储和提取的方式不同，以及信息存储时间长短的不同，可将记忆分为（　　）、短时记忆、长时记忆。

　　A. 瞬时记忆　　　　B. 近期记忆　　　　C. 远期记忆　　　　D. 模糊记忆

3. 为老年性痴呆老年人进行记忆训练可选用（　　）。

　　A. 图片记忆训练法　　　　　　　B. 复述数字训练法

　　C. 色彩识别法　　　　　　　　　D. 以上都是

4. 为老年性痴呆老年人进行认知功能训练通常包括（　　）。

　　A. 记忆力训练　　　　　　　　　B. 注意力训练

　　C. 定向力训练　　　　　　　　　D. 以上都是

二、判断题（将判断结果填入括号中，正确的填"✓"，错误的填"×"）

1. 为老年性痴呆老年人进行记忆训练时，训练人员应具备足够的耐心，不可催促老年人，造成紧张的气氛，应等待老年人缓慢的回答。（　　）

2. 通过为老年性痴呆老年人进行认知功能训练后可治愈老年性痴呆。（　　）

3. 为老年性痴呆老年人进行记忆力训练时，宜将老年人熟悉和不熟悉的图片结合起来进行训练，这样既能起到对老年人提示作用，同时也能起到记忆训练作用。（　　）

4. 为老年性痴呆老年人进行训练，只有反复多次训练才可能取得训练效果。（　　）

5. 在为老年性痴呆老年人进行训练时，应先对老年人进行评估，了解老年人认知功能损害情况。（　　）

任务3　为老年性痴呆老年人进行日常生活康复护理

　　老年性痴呆老年人除了认知功能明显受损外，日常生活能力也随之下降，当病情发展严重时，老人甚至无法自行完成进食、如厕、洗漱等活动。加强对老年性痴呆老年人日常生活康复护理，既可提高老年人的生活质量，也可在一定程度上减轻照护人员的压力。本任务介绍为老年性痴呆老年人进行日常生活康复护理的方法。

学习目标

知识目标	知道日常生活活动的定义及范围； 知道老年性痴呆老年人提高日常生活活动能力的训练方法； 知道老年性痴呆老年人提高社会适应能力的训练方法。
技能目标	会帮助老年性痴呆老年人完成提高日常生活活动能力的训练； 会帮助老年性痴呆老年人完成提高社会适应能力的训练。
态度目标	能以尊老敬老、以人为本的理念为老年人提供服务； 能以严谨认真、爱岗敬业的态度为老年人提供服务； 能具有爱心、责任心与老年人进行沟通及服务。

情景导入

陈爷爷，63岁，3年前无明显诱因但逐渐出现丢三落四，东西放下即忘，睡眠少等现象。近一年忘事严重，出门有时迷路，回不了家。陈爷爷退休前是一位陶土制作者，他开始忘记原来很喜欢并精通的陶土制作过程。不会穿衣服，常将双手插入一个衣袖中，或将衣服反穿。不知主动进食，或光吃饭，或光吃菜，有时饭吃完了不知道再去盛饭。常呆立、呆望，不言不语，待人冷淡。可以完成洗漱、梳头、如厕等自理活动。发病以来，无易怒或欣快表现，无大小便失禁。既往身体健康，无夜游史。家族中无精神病史。陈爷爷被诊断为老年性痴呆。你作为老年公寓里的一名养老护理员，负责照顾陈爷爷的日常生活。针对陈爷爷的病情，你如何帮助他完成提高日常生活活动能力的训练？

问题讨论

1. 老年性痴呆老年人的常用护理方法有哪些？

2. 什么是日常生活活动？

3. 你要帮助陈爷爷完成提高日常生活活动能力的训练，需要做哪些准备工作？

4. 根据陈爷爷的表现制订康复治疗计划的原则是什么？

5. 如何帮助陈爷爷实施提高日常生活活动能力和社会适应能力的康复训练方案？

6. 对陈爷爷进行康复训练时有哪些注意事项？

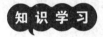

1. 老年性痴呆老年人的常用护理措施

（1）建立良好沟通。评估老年人感觉、认知等方面的功能状况，针对不同情况区别对待。在生活中应注意多与老年人接触、交谈，尽可能地去理解他们，满足其合理需求。做到态度和蔼、热忱、精心。对老年人的提问，回答时用语要通俗，语句要简短。与老年人交谈时，话题尽量选择老年人感兴趣的内容。交流时适当增加非语言的方式，以达到良好的沟通效果。

（2）合理安排生活环境。注意危险物品的管理，防止发生意外事故。运动障碍的老年人，应注意地面防滑，地毯固定并保持平整。室内可安装安全装置，以帮助老年人保持身体平衡。床、家具等要设置安全防护设施。老年人的房间、室内的物品、储柜等，可以用明显的标志标明，便于老年人识记。房间色彩要鲜明、活泼，不宜采用冷色调，以免使人感到紧张、压抑。

（3）合理安排膳食。注意老年人的饮食和营养结构，选择营养丰富、清淡宜口的食品，荤素搭配。多食新鲜蔬菜、水果和豆制品，控制食盐的摄入量。还可制定适合老年人病情的药膳，利用食疗达到治疗疾病的目的。

（4）要保持良好的日常卫生习惯。对早期痴呆症患者要尽可能帮助其保持日常生活习惯和卫生习惯。起居、穿衣、刷牙、洗脸等日常生活活动即使做得不规范，也要鼓励患者自己做，这样可以防止疾病进一步发展。对卧床不起的患者，必须给予护理，清洁口腔，要定时给患者洗澡、洗头，要勤换衣服。痴呆患者一旦出现大小便失禁，说明病情已到了相当严重的程度，需要及时处理大小便，保持皮肤的清洁干燥，以防感染。

（5）扩大社会交往，但需注意安全。轻度痴呆者，应督促老年人自己料理生活并参加适合其认知水平的社交活动。定向力障碍者，可经常陪同其外出散步，但需防止患者擅自外出。认知功能损害者，社会交往能力也会发生障碍，应首先树立老年人的信心，即使语言障碍也要鼓励其多开口讲话。对于有幻觉者，要设法将其注意力转移到与现实有关的事情上来。

（6）智力锻炼。包括逻辑联想、思维灵活性训练，如拼图游戏；分析和综合能力训练，如经常让老年人对一些图片、实物、单词作归纳和分类；理解和表达能力训练，可在讲述一些事情后，提一些问题让患者回答，也可让老年人解释一些词的意义；社会适应能力训练，如针对日常生活中可能遇到的问题，让老年人描述如何解决；常识训练，如对于日期、时间的概念，生活中必须掌握的常识，可结合实际生活经常运用；数字概念和计算能力的训练，如计算日常生活开支，较差者，可计算物品的数量等。

（7）重症老年性痴呆患者的护理要点。①应由专人照顾，防止走失及意外伤害，如跌倒等；②长期卧床者，应密切观察病情，预防压疮及泌尿系统感染的发生；③进餐或饮水时，应避免呛咳，以免引起肺部感染。

2. 照顾者的支持与护理技巧

在熟悉的环境中，由熟悉的人来照顾老年性痴呆的老年人，是很有益处的。

1）指导照顾者及家属合理应对压力

为了缓解长期照顾老年性痴呆老年人所带来的紧张情绪和压力，照顾者及家属要学会放松自己，做到合理休息，以保存精力和体力，从而保持良好的身心健康。根据老年人的自理能力，合理安排。若生活尚能自理，则让其住在家里，可请求家庭照顾机构或家政服务机构的专业人员进行指导；晚期老年性痴呆老年人，则应住院或入住专门机构，由专业人员照顾。

2）帮助照顾者及家属寻求社会支持

虽然老年性痴呆呈进行性发展过程，但如果及早进行智力、记忆、思维等方面的专业训练，对延缓或改善老年人的认知能力有很大帮助。因此，护理人员要帮助照顾者及家属寻找相关的社会支持系统，可组织有老年性痴呆老年人的家庭相互联系，达到相互交流、相互支持的目的。

3. 老年性痴呆老年人的日常生活能力和社会适应能力训练

日常生活活动是指人们为了维持生存及适应生存环境而每天必须进行的、最基本的、最具有共性的活动。日常生活活动能力则是指人们从事这种活动（日常生活活动）的质量或功能水平。日常生活活动的范围大致包括运动、自理、交流、家务活动和娱乐活动五个方面。

日常生活能力训练能使老年人保存其基本的日常生活习惯，如督促他们每日按时自行洗漱、梳头、刮胡须、如厕、洗脚、活动等，能延缓大脑功能的衰退，促进智力障碍老年人的康复，培养其日常生活能力，提高老年人的生活质量。

1）训练自我照护能力

对于轻中度痴呆的老年人，尽可能指导其进行生活技能的训练，督促和提醒他们主动完成日常生活活动，不要简单包办代替，也可与老年人共同商量，制定有目的、经过选择的、对促进日常生活活动有利的作业活动，且作业活动要每天定时完成。这即是所谓"家庭作业"疗程，如规定每天扫地、拖地板、洗衣服等的次数、时间。从简单的到复杂的日常功能训练，可保持老年人较完善、独立的生活自理能力。随着病情的加重，应根据老年人的身体状况调整日常事物劳动，尽量让老年人做力所能及的家务活儿，要允许老年人有充分的时间完成，不要限定时间催促其完成。

2）开展适宜的娱乐活动

根据老年性痴呆老年人的能力开展适宜的娱乐活动，如唱歌、画画、下棋、打扑克等活动，或做简单动作的保健操等。

3）妥善安排老年人的家庭及社会活动

应鼓励和引导老年人参加集体活动，使其尽量不脱离家庭和社会，如家庭聚会、社区老年人的活动等。

4）注意事项

①护理员必须尊重、理解老年性痴呆老年人，实事求是，恪尽职守。②康复训练应有规律性和趣味性，依据老年人智力障碍的程度和老年人的兴趣爱好选择不同的训练项目。③为避免老年性痴呆老年人走失，应提供安全、封闭的康复训练环境。④有些老年人可随身携带注明老年人基本情况和联系人、联系方式的材料。

4. 制定康复治疗计划的原则

利用经过选择和设计的作业活动，以治疗躯体和精神疾患，使患者在日常生活活动各方面的能力和独立性达到尽可能高的水平。制定作业疗法计划时，要注意以下四点原则。

1）全面开展的原则

老年性痴呆老年人的作业疗法计划应将家庭–医院–养老院纳入其中，要充分发挥老年人的主观能动性，调动社区资源，建立以老年人为中心，以家庭为单位，社区全面参与的立体康复网络，共同完成作业疗法计划。

作业疗法计划中应包括对老年性痴呆老年人的健康教育，增强老年人对不良生活方式、不良行为与疾病发生的关系的认识。应针对老年性痴呆老年人的功能障碍选择相关措施进行干预。

2) 良好沟通的原则

在与老年人交流前，要向老年人介绍自己，这样便于沟通；对老年人说话语速要慢，而且要说得简短、清晰，便于老年人理解；要有耐心，老年人没有听懂时，可以重复两三遍，直到他们明白为止；不要命令老年人做事情，不要大声喊叫，否则可能刺激老年人情绪，导致病情恶化。与老年人交谈时，行为举止、表情要保持自然，不要夸张，要看着他们的眼睛，保持适当距离；接近老年人时，动作尽量轻，要从正面走近，不要从后面接近，以免吓到老年人，导致情绪失控；保持微笑、亲切的目光和表情，可给予老年人以鼓励。

3)"生物–心理–社会"模式的原则

老年性痴呆老年人会同时伴有各种功能障碍，且障碍因素是多方面的、复杂的。因此，对老年性痴呆的作业康复治疗，应从"生物–心理–社会"的模式进行，以人为本，全面、连续、可及、方便地给予照顾和服务。作业疗法计划包括机构式治疗内容，还应结合社区和家庭实际，设计有针对性的多方面的生活活动训练项目。

4) 个性化原则

在综合评定的基础上，针对不同老年性痴呆老年人的障碍范围与障碍程度，制定有个性化的作业疗法计划。

操 作 步 骤

1. 操作前需做的准备工作

步骤1：环境准备。选择老年人熟悉、安全的环境，如老年人居住的卧室、客厅等。

步骤2：护理员准备。仪表端庄，着装整洁，无长指甲，洗手。与老年人及家属充分沟通，全面了解老年人身体状况、疾病的严重程度，老年人的生活习惯、爱好等。

步骤3：老年人准备。身体状况允许，愿意配合，着装合体。

步骤4：物品准备。前开身上衣、可以调节倾斜角度的操作台、各种模具、模子和泥板、橡胶黏土、硅酮树脂黏土。

步骤 5：制定康复训练方案。方案包括以下 3 个方面的内容。

（1）康复目标：老年人掌握穿前开身上衣的方法；掌握制陶作业以恢复原有的职业技能，提高生活质量。

（2）训练内容：穿前开身上衣、制陶作业。

（3）训练时间：穿前开身上衣 30 分钟、制陶作业 60 分钟，每日一次。

2. 进行穿前开身上衣的康复训练

步骤 1：指导老年人辨认上衣的前后面及正反面。

步骤 2：将左手伸入同侧衣袖，在右手的帮助下使左手腕伸出袖口。

步骤 3：将右手伸入同侧衣袖，在左手的帮助下使右手腕伸出袖口。

步骤 4：躯干前屈，双手上举把衣领置于颈后，整理衣服。

3. 指导老年人进行制陶作业

步骤 1：指导老年人双手将黏土揉和成适合的硬度，以便造型。

步骤 2：指导老年人双手捏压黏土，完成造型过程。

步骤 3：注意安全，防止外伤；防止黏土沾染衣服。

小贴士

护理员以缓慢温和的语速告诉老年人每一项操作的步骤，分解每一步的具体动作并反复示范指导老年人练习。训练过程中多用表情和手势，得到老年人的反馈后再开始下一步的练习。

4. 训练完成后需做的工作

步骤 1：与老年人再次沟通。及时与老年人沟通康复训练的感受，对老年人的表现给予鼓励。

步骤 2：洗手并做记录。洗手后及时记录老年人的训练日志，日志内容包括训练完成情况，老年人的特殊行为和症状发生时间、持续长短及发生时的情景。

实训演练

李奶奶，65 岁，既往体健。近两年来逐渐出现记忆力减退，起初表现为新近发生的事容易遗忘，如经常遗落物品，经常找不到刚用过的东西，看书读报后不能回忆其中的内容。症状持续加重，近半年来表现为忘记自己亲属的名字，言语功能欠佳，讲话顺序有时混乱，不能叫出家中某些常用物品的名字。个人生活尚能自理，有时情绪不稳定。

你作为老年公寓里的一名养老护理员，负责照顾李奶奶的日常生活。为了改善李奶奶目前的病情，你决定鼓励并引导她去参加老年人的集体活动，那么你将如何安排一次这样的活动呢？

方法指导：可以指定一个活动主题，让公寓的老年人集体参与。这样做既能改善老年人对生活的态度，又可提高他们的社会交往及适应能力。例如：举办一场"老年多彩生活齐分享"为主题的交流活动。此项活动分两个阶段进行：第一阶段为生活保健知识齐分享，让老年人一起分享自己所知道的生活保健知识，尽可能普及一些医学知识，带着老年人一起做"十二招健身操"；第二阶段为生活趣事、生活小窍门齐分享，鼓励老年人积极分享自己所经历的生活趣事，自己所知道的生活小常识、小窍门，爱养花的老年人也可以和大家分享养花的经验，以帮助他们提高自己的生活质量。

拓展学习

1. 多方配合共同做好老年性痴呆老年人的康复治疗与护理

老年性痴呆老年人的康复应以医疗机构、社区机构、家庭康复相结合的方式进行，以日常生活活动为康复训练的重点内容，为患者提供方便、及时、有效的康复服务。

（1）医疗机构康复治疗可以为老年性痴呆老年人提供有针对性的、急需的、专业化的医疗服务。

（2）社区门诊康复治疗可以为无须住院治疗的老年性痴呆老年人提供康复治疗，这种方式方便、就近、连续且经济。

（3）家庭康复治疗是由社区康复治疗人员到家庭中为不能到医疗康复机构进行康复治疗的老年性痴呆老年人提供康复治疗。

（4）患者家属、陪护人员经过康复治疗师的培训后，可以在家中对老年性痴呆老年人进行维持性日常生活活动训练。

小贴士

在训练的过程中，要将康复知识、康复治疗中简单易学的技术纳入到康复宣传教育内容中，增加公众对老年性痴呆的认识。另外，针对老年性痴呆老年人进行个体的心理干预和指导，使他们能够发挥自身主观能动性，积极进行康复治疗，提高日常生活活动能力，回归家庭和社会。

2. 预防老年性痴呆症发生的常见生活活动

通过有效地、有针对性地进行日常生活活动训练，可提高老年性痴呆老年人日常生活能力，使之最大限度地参与家庭和社会的活动，减少对他人的依赖，促进回归家庭和社会，延长老年性痴呆老年人的健康预期寿命。以下几种日常生活活动，能延缓脑神经细胞的硬化，预防老年性痴呆的发生。

（1）每天清晨及傍晚在空气清新的地方快步走一个小时。快步走可以运动躯干下部紧张的肌群，提高摄氧量，有助于刺激脑细胞，防止脑细胞退化，对老年性痴呆症的预防有理想的效能。

（2）实施头颈左右旋转运动。这种运动不但可使脊柱上段的转动变得自如，预防老年人罹患椎一基底动脉供血不足的病症，还可延缓脑动脉硬化，预防老年性痴呆。其方法是先将头颈缓慢地由左向右旋转 100 圈，再将头颈由右向左旋转 100 圈，随时随处可做，方法简易，效果卓著。

（3）经常做手工，如雕刻、制图、剪纸、打字等，这些手部运动能使大脑血液流动面扩大，促进血液循环，提高大脑活力，预防痴呆。

（4）每天坚持做手指操。

3. 预防老年痴呆症发生的手指操

手指操简单、方便、易行，尤其对老年人较为适合。从中医观点来看，手上集中了许多与健康有密切关系的穴位，联系着全身的内脏，适当地刺激这些经络穴位，有助于保持健康，某些症状也可以得到改善。经常以手指为中心进行各种活动，可以刺激大脑皮质，保持神经系统的兴奋性，对老年性痴呆起到预防作用。经常使用手指旋转钢球或核桃，或用双手伸展握拳运动，可刺激大脑皮质，促进血液循环，增强脑的灵活性，延缓神经细胞老化，可预防痴呆。

1）第一组动作

（1）吐气握拳，用力吸足气并放开手指，可以使头脑轻松。

（2）用一手的食指和拇指揉捏另一手指，从大拇指开始，每指做 10 秒，可使心情愉快。

（3）吸足气用力握拳，用力吐气同时急速依次伸开小指、环指、中指、食指。左右手各做若干次。注意：握拳时将拇指握在掌心。

（4）刺激各指端穴位，增加效果。用食指、中指、环指、小指依次按压拇指。

（5）刺激各指经络。用拇指按压各指指根。

（6）双手手腕伸直，使五指靠拢，然后张开，反复做若干次。

2）第二组动作

（1）抬肘与胸平，两手手指相对，互相按压，用力深吸气，特别是拇指和小指要用力。边吐气，边用力按。

（2）将腕抬到与胸同高的位置上，双手对应的手指互勾，用力向两侧拉。

（3）用右手的拇指与左手的食指、右手的食指与左手的拇指交替相触，使两手手指交替相触中得到运动，动作熟练后加快速度。再以右手拇指与左手中指、左手拇指与右手中指交替做相触的动作，依此类推直做到小指。可以锻炼运动神经，防止脑组织老化。

（4）双手手指交叉相握（手指伸入手心），手腕用力向下拉。

（5）两手手指交叉相握，手指伸向手指，以腕为轴来回自由转动。

（6）肘抬至与胸同高的位置上，使各指依次序弯曲。

3）第三组动作

称之为多点刺激法，可用小铁球或核桃作为工具。具体做法如下。

（1）将小球握在手中，用力握同时呼气，然后深吸气并将手张开。

（2）将两个小球握在手里，使其左右交换位置转动，可平稳情绪。

（3）两手心用力夹球相对按压，先用右手向左手压，然后翻腕使左手在上，边压边翻转手腕。

（4）用食指和拇指夹球，依次左右交换进行。

（5）将球置于手指之间，使其来回转动。

日常生活活动的训练，是提高生活自理能力的基本条件。在进行日常生活活动训练的过程中，要注意安全维护和给予必要的保护。同时，应为老年性痴呆老年人创造良好的社会交往环境，开展社区活动，丰富生活内容，从而提高生活质量。

能 力 测 评

对本任务，可根据学生听课情况及为陈爷爷实施日常生活活动康复训练的完成情况进行测评，可从知识学习、技能要求、职业态度三个方面进行测评。

项　　目	测评标准		得分
知识学习 （20分）	遵守课堂纪律，学习态度端正，认真听讲并记录（6分）		
	主动参与小组讨论与交流（6分）		
	课堂表现积极，与教师有良好互动（8分）		
技能要求 （50分）	操作是否标准、规范（40分）	是否选择合适的训练环境（4分）	
		护理员是否着装整齐，是否准确为老年人进行评估（4分）	
		老年人身体是否允许进行训练（4分）	
		物品准备是否齐全（4分）	
		是否制定合理的康复训练方案（4分）	
		能够以缓慢温和的语气指导老年人正确地穿前开身上衣（6分）	
		能够为老年人示范制陶作业过程，并指导老年人正确完成制陶作业（6分）	
		能够认真观察老年人在训练过程中的反应，鼓励老年人的表现（8）	
	操作过程中有无发现或提出问题（5分）		
	与同学、老师是否有互动（5分）		
职业态度 （30分）	具有良好的职业道德，态度温和，言语清晰（15分）		
	操作规范准确、轻稳节力（15分）		
总分（100分）			

课后练习题

一、选择题（选择一个正确的答案，并将相应的字母填入题内的括号中）

1.（　　　）不是老年性痴呆的临床表现。

　　A. 记忆障碍

　　B. 对时间和地点的定向力逐渐丧失

C. 计算能力障碍

D. 情感表现良好

2. （　　　）不是老年性痴呆的常用护理措施。

    A. 建立良好沟通　　　　　　　　　B. 扩大社会交往，无须注意安全

    C. 合理安排膳食　　　　　　　　　D. 要保持日常卫生习惯

3. （　　　）不是老年性痴呆智力锻炼的内容。

    A. 逻辑联想、思维灵活性训练　　　B. 分析和综合能力训练

    C. 社会适应能力训练　　　　　　　D. 行走训练

4. （　　　）不是日常生活活动的范围。

    A. 运动　　　　　B. 自理　　　　　C. 交流　　　　　D. 睡眠

5. （　　　）不是老年性痴呆康复训练的注意事项。

    A. 康复训练应有规律性和趣味性

    B. 应提供安全、开放的康复训练环境

    C. 护理员必须尊重、理解智力障碍老年人

    D. 有些老年人可随身携带注明老年人基本情况和联系人、联系方式的材料

二、判断题（将判断结果填入括号中，正确的填"✓"，错误的填"×"）

1. 智力障碍包含智力迟滞和痴呆。（　　　）

2. 娱乐活动对轻中度痴呆的老年人无治疗作用。（　　　）

3. 日常生活能力训练能使老年性痴呆老年人保存其基本日常生活习惯，促进康复。（　　　）

4. 老年性痴呆老年人的生活环境要注意危险物品的管理，防止发生意外事故。（　　　）

5. 老年性痴呆没有行动障碍。（　　　）

模块5

老年人辅助器具康复护理

辅助器具可有效地弥补或代偿人体因伤病而减弱或丧失的功能。老年人借助合适的辅助器具，可在较少帮助下甚至能够实现独立行走或移动，提高生活自理能力。使用辅助器具，也可减轻照护人员的负担，预防如腰肌劳损等损伤。本模块介绍老年人辅助器具康复护理的相关知识和方法。

任务1　指导老年人使用助行器进行活动

老年人由于伤病等原因，常出现下肢运动功能障碍，导致行走、转移困难。助行器能够辅助支撑体重，帮助保持平衡，使老年人行动便利。本任务介绍指导老年人使用助行器进行活动的方法。

学习目标

知识目标	知道助行器的种类、助行器的基本功能结构、使用方法、注意事项。
技能目标	会指导老年人使用助行器进行活动。
态度目标	工作过程中有爱心、耐心和细心，严格遵守职业规范，认真严谨，在老年人使用助行器前应认真检查器具的安全性。

情景导入

张奶奶，68岁，一个月前因右侧脑梗死导致左侧偏瘫，在医院治疗半年后后转入××老年公寓。现张奶奶左侧肢体活动未完全恢复，作为张奶奶的照护人员，请帮助张奶奶使用助行器到室外活动。

在本案例中，张奶奶为左侧偏瘫后遗症期老人，左侧下肢活动尚未完全恢复，需要照护人员帮助张奶奶选择和学习使用助行器，以预防肢体功能减退、肌肉萎缩等并发症的出现。张奶奶为左侧偏瘫后遗症期老人，在选择助行器的时候可选助行杖或助行架。本案例中介绍帮助张奶奶使用四脚助行杖的方法。

问题讨论

1. 为什么要帮助张奶奶学习使用助行器？

2. 在本案例中，应如何为张奶奶选择合适的助行器？

3. 对于偏瘫等有肢体功能障碍的老年人和因虚弱导致的平衡功能障碍或者认知功能障碍的老年人，为其选择助行器有没有不同的地方？

4. 一般情况下，为老人在什么阶段推荐使用助行器比较合适？

5. 请思考常见的助行器有哪些类型？如何根据老年人的基本状态选择合适的助行器？

知识学习

1. 什么是助行器

助行器是指能辅助支撑体重、保持平衡和行走的工具，也叫步行器、步行架或者步行辅助器。一般分为杖类助行器、助行架。

1）杖类助行器

杖类助行器，又称助行杖，俗称"拐杖"，又称"文明棍"，古称"杖""扶老"。其作用是支撑体重、保持平衡、锻炼肌力、辅助行走。适用于下肢骨折、截肢、截瘫、下肢无力、平衡障碍等症。助行杖又分为腋杖（腋窝支撑型，可靠稳定，但笨重外观不佳）、上臂杖（肱三头肌支撑型，稳定性较腋杖差，但好于肘杖）、肘杖（前臂支撑型，轻便美观，但稳定性不如腋杖、上臂杖）、手杖（单脚、多脚型），如图 5-1 所示。

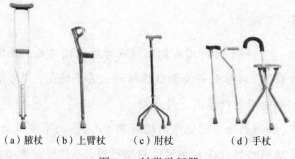

（a）腋杖　（b）上臂杖　　（c）肘杖　　　　（d）手杖

图 5-1　杖类助行器

2）助行架

助行架一般分为标准助行架（又称讲坛架，是一种三边形的金属框架，没有轮子，手柄和支脚提供支撑的步行辅助用具，其高度与手杖测量高度相同）、轮式助行架（由轮子、手柄和支脚提供支撑的双臂操作助行器）、助行椅、助行台（又称前臂助行架或四轮式助行架）4 种，如图 5-2 所示。

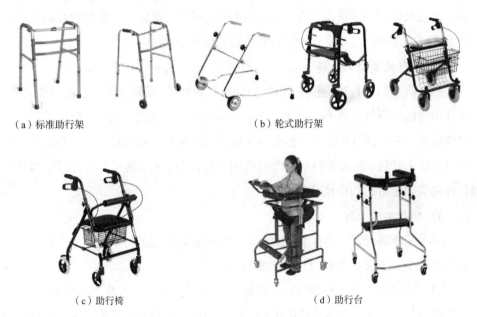

（a）标准助行架　　　　　　　　　　　　（b）轮式助行架

（c）助行椅　　　　　　　　　　　　（d）助行台

图 5-2　助行架

2. 助行器的作用

可在一定程度上帮助老年人恢复部分运动功能，同时减轻运动恢复锻炼中功能障碍肢体的负重损伤，建立老年人重新恢复正常运动功能的信心。

3. 助行器的选择

1）助行杖长度的选择

助行杖的选择主要是长度（高度）的选择，选择合适的助行杖，可以保障老年人的安全，最大限度地发挥助行杖的作用。

①手杖长度的选择：自然站立位，地面至尺骨茎突的垂直距离为手杖的长度。站立困难者，仰卧位，测量尺骨茎突至足跟的距离加 2.5 厘米即为手杖长度。②臂杖长度的选择：前臂支撑型，杖柄到臂托的距离要短于前臂的长度，一般臂托的上缘应位于肘关节（尺骨鹰嘴）下方 2.5 厘米，手柄的高度同手杖；上

臂支撑型：杖柄到臂托的距离要长于前臂的长度，一般臂托的下缘应位于肘关节（尺骨鹰嘴）上方 2.5 厘米，手柄的高度同手杖。③腋杖长度的选择：身长减去 41 厘米的长度，手柄的高度同手杖，若手柄太低则易致老年人悬挂于腋杖上导致腋窝神经和血管被压；若手柄太高则易致老年人身体歪斜，而力不能完全作用于腋杖。若老年人上下肢有短缩畸形时，让老年人穿常用鞋或佩带长下肢支具仰卧，将腋杖轻轻贴近腋窝，在小趾前外侧 15 厘米与足底平齐处为腋拐的长度，肘关节屈曲 150°，腕关节背伸的掌面处为把手的高度。

2）助行杖类型的选择

一般脚多的助行杖更稳定，脚少的助行杖更便捷，根据老年人肢体功能差别，选择相应的助行杖。双下肢力弱、不能正常负重者，选用双腋拐；单下肢适用选单侧腋杖。下肢部分负重时，根据残存肌力选择腋杖、前臂杖。肱三头肌肌力减弱时选择上臂杖；肘关节稳定性差时选用上臂杖和腋杖；腕关节稳定性差时选用有腕关节固定带的前臂杖或腋杖。

3）助行架的选择

（1）标准助行架。具有很高的稳定性能，需要抬起助行架前行。主要用于上肢功能健全，下肢平衡能力较差的步行困难者。

（2）轮式助行架。行走时助行器始终不离开地面，由于轮子的摩擦阻力小，易于推行移动。适用于下肢功能障碍，且不能抬起助行架前行者。轮式助行架较标准无轮助行架易于操作，由使用者推动，可连续前行但稳定性能稍差。

（3）助行椅。设计人性化，特别适用于老年人出行时使用。

（4）助行台。带有双臂支撑台和两个活动脚轮及两个固定脚轮，其特点是支撑面积大，稳定性更好。助行台的高度应以身体直立，在肘屈曲 30° 的状态下，将前臂放在平台上为宜。适合腰背肌力量弱、平衡弱等肢体协调功能差的步行困难者。

4. 助行器的使用方法

1）助行杖的使用

在使用助行杖步行活动前，必须先进行双杠或平行杠内练习，之后在杠外借助助行杖训练行走，最后再借助助行杖独立行走。

（1）双腋杖步行方式。

方式 1：摆至步。主要依靠背阔肌，步行稳定，速度慢。方法：双拐同时向前迈出，支撑向前摆动身体使双足摆至双拐落地点附近。如图 5-3 所示。

方式 2：摆过步。通常在摆至步熟练之后训练，速度快，步行较美观。方法：双拐同时向前迈出，支撑向前摆动身体使双足摆过双拐落地点稍前方（全身屈曲、屈膝，注意防止跌倒）。如图 5-4 所示。

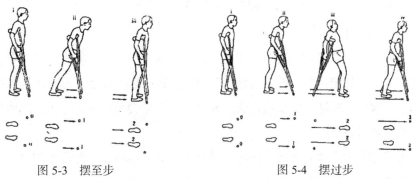

图 5-3　摆至步　　　　　　　　　　　图 5-4　摆过步

方式 3：四点步。提骨盆肌力量有力时可进行，接近自然走路，稳定性好，速度慢。方法：迈左杖、迈右腿、迈右杖、迈左腿。

方式 4：两点步。常在四点步之后运用，步行速度较四点步快，稳定性下降。方法：一侧杖和同侧足同时迈出，迈出另一侧杖和足。

方式 5：三点步。其作用主要是用双杖支撑体重，减轻一侧腿的负重。方法：迈出双杖，迈患肢，迈健肢。

（2）肘杖步行方式。四点步：一侧肘杖向前移，迈对侧下肢，移对侧肘杖，移另一侧下肢。如图 5-5 所示。

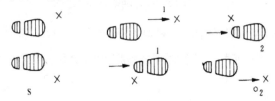

图 5-5　肘杖四点步

（3）前臂支撑杖步行方式。四点步：一侧前臂支撑杖向前移，迈对侧下肢，移对侧前臂支撑杖，移另一侧下肢。如图 5-6 所示。

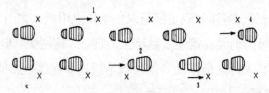

图 5-6　前臂支撑杖四点步

（4）手杖步行方式

方式一：三点步行。后型：健足迈出的步幅较小，健足落地后足尖在患足足尖之后，步行稳定性好，行走缓慢；并列型：健足落地后足尖与患足足尖在一条横线上；前型：健足迈出步幅较大，健足落地后足尖超过患足足尖，此种步行稳定性较前两种差。

方式二：两点步行。同时伸出手杖和患足并支撑体重，再迈出健足，手杖与患足作为一点，健足作为一点，交替支撑体重的步行方式。

2）助行架的使用

（1）标准助行架。其基本步态模式：提起助行架放在前方，向前迈一步，落在助行架两后足连线水平附近，如一侧下肢较弱，则先迈弱侧下肢；再迈另一侧下肢。如图 5-7 所示。

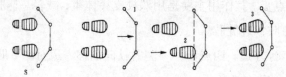

图 5-7　标准助行架

（2）轮式助行架。其测量与手杖高度测量方法一致。如图 5-8 所示。

（3）助行台。依靠前臂托或者台面支撑部分体重并保持身体平衡。如图 5-9 所示。

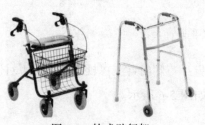

图 5-8　轮式助行架

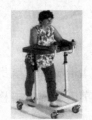

图 5-9　助行台

5. 使用助行器的注意事项

（1）每次使用前，检查橡皮头及螺丝有无变形或损坏，如有损坏应重新更换以维持其安全性。

（2）避免地面潮湿、光线不足及有障碍物时行走，以免滑倒或绊倒。

（3）使用助行器时不可只穿袜子而不穿鞋，且应避免穿着拖鞋或高跟鞋。

（4）第一次使用必须有照护人员在旁指导。

（5）行走前先站稳，步伐不宜太大，眼睛应前视，而不能向下看。

（6）渐进性增加行走的活动量。

（7）向前跨的步伐以到助行器的一半为宜，太过向前容易导致重心不稳而向前跌倒。

（8）必须确定四个脚都稳定了再向前迈步。

（9）全面了解老年人的肢体功能、身体平衡能力和认知能力。

（10）符合老年人活动环境要求，考虑到老年人的生活方式及个人爱好。

操作步骤

1. 指导使用助行器训练前需做的工作

步骤1：环境准备。地面平整，光线合适，无障碍物，适合为张奶奶练习助行器使用。

步骤2：护理员准备。护理员检查助行器的结构及配件完整性，评估老年人肢体功能状态及身体平衡状态等。

步骤3：与张奶奶沟通交流。在进行操作前，需与老年人进行沟通交流，告知老年人即将进行的操作是什么，使用助行器对她的帮助和具体操作方法，取得老年人配合。

护理员应到老年人跟前交流，护理员："张奶奶，您有一个多小时没有起身锻炼活动了，我教给您怎么使用助行器进行活动，怎么样啊！一会儿有些动作还需要您配合我来做，您就按我说的做，好吧？"

2. 指导张奶奶使用四脚助行杖

步骤1：选择四脚助行杖前准备：老人自然站立位或者平卧位，左上肢肘关节屈曲150°，测量左侧足跟至尺骨茎突的距离，再加2.5厘米作为选择助行杖的高度。让老人先在双杠内借助健侧肢体练习行走，之后在双杠外侧，左手持助行杖，右手扶双杠练习行走。

步骤2：持助行杖行走：护理员站于老人右侧，辅助老人持助行杖行走，健足迈出的步幅较小，健足落地后足尖在患足足尖之后。

步骤 3：取合适台阶练习上下楼梯：健侧上肢扶楼梯扶手，采取"健侧先上，患侧先下"的原则，练习持助行杖上下楼梯。

步骤 4：设置一定的距离或者时间任务进行助行杖使用训练，提高老年人使用助行杖的熟练度和力量。

小贴士

> 在老年人练习行走的过程中，不断询问其感受，有无头晕、恶心、肢体疼痛等症状，注意观察心率、血压有无大的起伏波动，防止突然跌倒。检查肢体有无偏斜，有无异常抖动等现象，检查障碍肢体有无代偿性受伤，并对患侧肢体肌肉进行按摩。

3. 指导老年人助行器使用训练完成后需做的工作

步骤 1：再次与老人沟通

护理员："张奶奶，您练习得非常棒，表现得很好，有没有什么不舒服的感觉啊？我送您回房休息，有事您按床头铃喊我。一会儿我再来看您。"

步骤 2：洗手并做记录

洗手后及时做记录，以记录为老人锻炼的时间、肢体运动模式、锻炼过程中及锻炼后的反应等。

小贴士

> 本案例介绍的是帮张奶奶由基本的单杠内行走锻炼之后执助行杖上下楼梯，若将张奶奶一侧肢体肌力降低小于 3 级，需将上述方法中选择的助行器提高其稳定性，此外，暂时取消上下楼梯的锻炼，根据肢体肌力小于 3 级，站立平衡弱的情况选取助行架，借助双上肢支撑，逐步增加锻炼强度，延长锻炼距离，待患侧肢体肌力基本到 4 级时再学习使用助行杖。

实训演练

李爷爷，76 岁，一个半月前因左侧脑出血导致右侧偏瘫，在医院治疗 20 天后转入××老年公寓。李爷爷现为右侧下肢肌力 3 级，仅仅能负担自己下肢重力，请帮助李爷爷选择合适的助行器进行行走锻炼。

方法指导：针对李爷爷的情况（右侧下肢肌力 3 级），可参照实际案例中介绍的方法并结合小贴士中的方法进行操作。

能 力 测 评

　　对于本任务,可根据学生听课及为张奶奶选择并指导使用助行器行走锻炼完成情况对学生进行测评。可从知识学习、技能要求和职业态度三个方面进行测评。

项　　目	测评标准		得分
知识学习 （20分）	是否认真听老师讲课（6分）		
	听课过程中有无提出问题（6分）		
	能否回答老师提出的问题（8分）		
技能要求 （50分）	操作是否 标准、规范 （40分）	行走前是否与老人沟通（6分）	
		行走前准备时是否有测量助行器高度（5分）	
		行走中及行走后是否询问老人的感受（5分）	
		行走时是否检查失能肢体有无受伤等异常情况,进行肌肉部位放松按摩（5分）	
		行走上下楼梯肢体运动次序是否正确（5分）	
		行走锻炼是否完成预期设定目标（4分）	
		行走后是否观察老人心率、血压等生命体征（6分）	
		操作完成后记录内容是否完整、准确（4分）	
	操作过程中有无发现或者提出问题（5分）		
	与同学、老师是否有互动（5分）		
职业态度 （30分）	操作前后是否洗手（5分）		
	与老人沟通时语气是否温柔,语速是否缓慢,吐字是否清晰（15分）		
	操作时动作是否柔和,是否有生拉硬拽（10分）		
总分（100分）			

课 后 练 习 题

一、选择题（选择一个正确的答案，并将相应的字母填入题内的括号中）

1 . 杖类助行器包括（　　　）。

　　A. 手杖　　　　　　B. 腋杖　　　　　　C. 肘杖　　　　　　D. 以上都是

2 . 助行器的作用是（　　　）。

　　A. 帮助恢复运动功能

　　B. 减轻运动恢复锻炼中功能障碍肢体的负重损伤

C. 增强老年人站立及行走信心

D. 以上都是

3. 使用手杖下楼梯时，（　　）先下。

A. 健侧下肢 　　　　　　　　B. 患侧下肢

C. 根据老年人的习惯 　　　　D. 以上都不对

4. 助行器使用注意事项有（　　）。

A. 检查橡皮头及螺丝有无变形或损坏

B. 避免地面潮湿、光线不足

C. 应避免穿着拖鞋或高跟鞋

D. 以上都是

5. 前臂支撑杖四点步行模式是（　　）。

A. 一侧前臂支撑杖向前移，迈对侧下肢，移对侧前臂支撑杖，移另一侧下肢

B. 一侧前臂支撑杖向前移，迈同侧下肢，移对侧前臂支撑杖，移该侧下肢

C. 迈一侧下肢，再移动同侧前臂支撑杖，迈另一侧下肢，移动该侧下肢

D. 以上都不是

二、判断题（将判断结果填入括号中，正确的填"✓"，错误的填"×"）

1. 助行器是指能辅助支撑体重、保持平衡和行走的工具。（　　）

2. 使用助行器向前跨的步伐以到助行器的一半为宜，太过向前容易导致重心不稳而向前跌倒。（　　）

3. 上下楼梯时采取"患侧先上，健侧先下"的原则。（　　）

4. 指导老年人使用助行器进行行走训练时，护理员应站在老年人的健侧。（　　）

5. 第一次使用助行器时必须有照护人员在旁指导。（　　）

任务 2　指导老年人选择轮椅

老年人各项生理机能下降，常会导致肢体活动障碍，行动不便，轮椅是老年人常用的辅助器具，指导和帮助老年人正确使用轮椅是护理员的一项重要工作内容。任务 2 至任务 4 详细介绍帮助老年人选择、上下轮椅的方法以及使用轮椅推行老年人的方法。

学习目标

知识目标	知道轮椅的作用及其种类； 知道选择轮椅的原则和方法。
技能目标	会依据老年人的具体情况为老年人选择合适的轮椅。
态度目标	在操作过程中，具备爱心、耐心、细心，与老年人沟通时语气要温柔，语速缓慢，注意询问老年人的感受，仔细观察有无异常情况。

情景导入

吴奶奶，86 岁，身体虚弱，可站立但无法长期行走，最近入住康乐养老院。吴奶奶的儿女提出给奶奶买个轮椅，以方便护理人员每天带吴奶奶去花园遛弯，参与集体活动。作为吴奶奶的照护人员，请帮助吴奶奶选择一款合适的轮椅长期使用。

由子女为老年人购买轮椅的情况很多，但由于缺乏护理知识与经验，往往不知道如何选择。作为护理人员可给他们提出建议，帮助他们选择一款合适的轮椅。在本案例中，吴奶奶由于身体衰弱不能长期行走故需使用轮椅进行生活与社交活动，在选择轮椅时要综合考虑老年人的身体情况、需求、所处环境等因素。

问题讨论

1. 为什么要选择合适的轮椅？

2. 老年人常用的轮椅种类有哪些？

3. 选择合适的轮椅要考虑哪些方面？

4. 对于有不同程度功能障碍的老年人在选择轮椅上有没有不同的地方？

5. 在本案例中，应为吴奶奶选择哪类轮椅？

知 识 学 习

1. 什么是轮椅

轮椅是为行走或移动困难者提供轮式移动和座椅支撑的设备。

2. 使用轮椅的目的与益处

相比于长期卧床，使用轮椅可提高呼吸功能，改善血液循环，增强膀胱的控制能力，有利于增强吞咽反射，提升个人活动能力，参与更多社会活动，使老年人的身心更加健康。

3. 选择合适轮椅的原则

（1）满足老年人的需求和环境条件。

（2）规格尺寸与使用者身材相适应。

（3）安全、耐用。

（4）购买方便、价格合理、维修简单、可持续使用。

4. 为什么要选择合适的轮椅

选择了一款不适合的轮椅不仅满足不了使用者的需求，导致弃用，还可能引发二次伤害，如从轮椅上跌落、产生压疮、脊柱侧弯等。

5. 老年人常见轮椅的种类

（1）按动力类型分：自推型手动轮椅、护理型手动轮椅、电动轮椅等。

（2）按使用功能分：普通轮椅、偏瘫轮椅、坐便轮椅、洗浴轮椅、助行购物轮椅等。

（3）按构造分：折叠轮椅、高靠背轮椅、可立轮椅、可躺轮椅等。

（4）按使用材料分：钢管轮椅、合金轮椅、实心胎轮椅、充气胎轮椅等。

常见的有代表性的轮椅如图 5-10 所示。

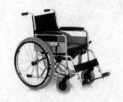 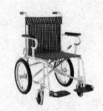 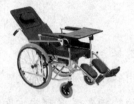 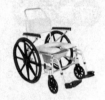

（a）普通铝合金手动轮椅　　（b）轻便护理型轮椅　　（c）高靠背可躺可立轮椅　　（d）坐便洗浴轮椅

图 5-10　常见轮椅种类

6. 怎样选择合适的轮椅

（1）根据使用者的功能状态进行选择。如老年人上肢功能完好可选择自推型轮椅，反之可选择护理型轮椅；若认知能力较差不宜选用电动轮椅；坐位平衡能力较差可选择高靠背轮椅，转移能力较差的老年人可选择扶手与脚踏板可拆卸的轮椅等。

（2）根据使用的环境进行选择。如居室门或通道较窄可选用小型护理型轮椅，长期在户外活动选择充气胎的轮椅，需要外出使用选择可折叠式超轻轮椅等。

（3）根据使用者的需求进行选择。如需要在浴室洗手间使用适合选择坐便洗浴类轮椅，需在轮椅上进食可选用短扶手轮椅、有桌板等配件的轮椅。

（4）根据使用者的身材进行选择。轮椅的宽度、深度、高度适宜。

（5）根据使用者经济状态选择合适价位的轮椅。

操作步骤

步骤 1：护理员准备。护理员洗手、穿戴整洁，无长指甲，必要时准备纸笔记录等。

步骤 2：与吴奶奶及家属沟通交流。判断使用轮椅的必要性，了解使用轮椅的需求、使用环境、功能要求。沟通内容包括：①吴奶奶是否愿意使用轮椅，是否有必要使用轮椅。②使用轮椅多在室内、户外使用，是否有搬运上汽车的要求。③是否存在在轮椅上进行进食、娱乐、洗浴、坐便等日常活动。④大概能接受什么价位的轮椅。

许多家属认为轮椅只是简单的代步工具，对老年人使用轮椅的需求并不了解，护理人员应根据自己的护理经验进行引导，为老年人与家属提供更多选择性。

步骤 3：查看吴奶奶状态。通过与家属沟通与观察，判断老人功能障碍的类型与程度，内容包括以下几个方面：①观察老人双上肢功能，了解老人对使用自推轮椅的意愿程度，判断是否有使用自推轮椅的能力。观察的方法如：老人是否能提起较重的物品（肌力是否足够），是否能用手够到后背（关节活动范围是否受限），是否有肢体变形等障碍。也可参考专业人士对上肢功能的评估结果。高龄老人由于上肢肌力减退，多数使用护理型轮椅或电动轮椅。②观察老人平衡及姿势保持能力，如老人无法保持坐位平衡，必须倚靠椅背、摇床靠背等，则应选择后背较高的轮椅或加轮椅保护带使用。当老人无法控制头部平衡时，轮椅需选择有头枕的类型。有压疮隐患的老人可选择可躺可立的轮椅变换受压位置以及使用防压疮轮椅坐垫，以减少发生压疮的可能性。髋关节强直者选用可倾斜式靠背轮椅，膝关节强直者选用可抬起型脚托支架。③观察老人转移能力，老人是否能保持站立或短时间行走，还是需要全程扶抱才能完成转移动作。对于转移能力较差的老人，轮椅宜选择扶手、脚踏板可拆卸的类型，使之更易接近床边、马桶边。另外可配合使用转移板、移位机、扶手等辅具达到转移的目的。④通过与老人聊天、与家属沟通等方式，观察老人认知能力。对于认知能力差的老年人，不可使用电动轮椅，避免发生危险。

步骤 4：测量记录吴奶奶身体参数。轮椅尺寸不合适容易造成老年人的二次伤害，国内轮椅尺寸选择性较少，适合大部分普通身材的老年人使用，但对于身材过高过矮、过胖过瘦的老年人，则必须考虑选择合适尺寸的轮椅。

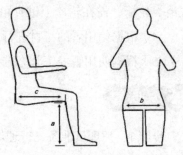

图 5-11　测量尺寸

具体测量内容如下（图 5-11）。

（1）座宽：被测量者坐在测量用椅上，测量坐位时两侧臀部最宽处的距离再加 5 厘米为座席宽度。当座席太宽时不宜坐稳，操纵轮椅不便，肢体易疲劳，易产生脊柱变形；太窄时上下轮椅不便，臀部及大腿组织易受压。

（2）座深：被测量者坐在测量用椅上，测量臀部向后最突出处至小腿腓肠肌间的水平距离再减 2.5～5 厘米为座席深度，即乘坐轮椅时小腿后方上段与座席前缘间应有 2.5～5 厘米的间隙。若座席过短，体重主要压在坐骨结节上；座席太长，腘窝受座席前缘的压迫而影响血液循环，且皮肤易受磨损。

（3）座高：被测量者坐在测量用椅上，膝关节屈曲 90°，足底着地，测量腘窝至地面的高度为座席至脚踏板的高度，脚踏板与地面的高度一般为 5 厘米。如座席太高轮椅不能进入桌面下，太低时坐骨结节承受的压力过大易引起压疮的出现。

步骤 5：提出购买建议。经过评估，建议给吴奶奶选择一款普通护理型轮椅，可折叠，车轮为充气型，适合外出使用。短扶手适合娱乐活动时接近桌面。轮椅大小适合吴奶奶身材。

实训演练

赵奶奶，86 岁，因严重的类风湿性关节炎导致关节变形挛缩，无法保持坐位，长期卧床，生活不能自理。在生活中需要帮助赵奶奶去卫生间洗浴、如厕。作为赵奶奶的照护人员，请帮助赵奶奶选择一款合适的轮椅长期使用。

方法指导：针对赵奶奶的情况，可按照上述方法进行操作，但需注意赵奶奶的身体状况与轮椅使用的环境。赵奶奶的关节变形，是否导致髋、膝关节强直，老人是否能保持正常坐位。老人是否能自主减压，体重是否过大等。卫生间的环境是否允许轮椅进入等问题也需要考虑。

能力测评

对于本任务，可根据学生听课及为老人选择轮椅完成情况对学生进行测评。可从知识学习、技能要求和职业态度三个方面进行测评。

项　目	测评标准		得分
知识学习 （20 分）	是否认真听老师讲课（6 分）		
	听课过程中有无提出问题（6 分）		
	能否回答老师提出的问题（8 分）		
技能要求 （50 分）	操作是否 标准、规范 （40 分）	操作前准备（4 分）	
		与家属沟通是否流畅全面（6 分）	
		与老人沟通是否全面（8 分）	
		是否检查老人状态（8 分）	
		对老人身体参数的测量（8 分）	
		选择轮椅的分析及判断（6 分）	
	操作过程中有无发现或者提出问题（5 分）		
	与同学、老师是否有互动（5 分）		
职业态度 （30 分）	操作前后是否洗手（5 分）		
	与老人沟通时语气是否温柔，语速是否缓慢，吐字是否清晰（15 分）		
	操作时动作是否柔和，是否有生拉硬拽（10 分）		
总分（100 分）			

课后练习题

一、选择题（选择一个正确的答案，并将相应的字母填入题内的括号中）

1. 轮椅按照动力类型分为（　　　）。

    A. 自推型手动轮椅　　　　　　　B. 护理型手动轮椅

    C. 电动轮椅　　　　　　　　　　D. 以上都是

2. 轮椅座宽测量是让老年人取坐位，两侧臀部最宽处的距离再加（　　　）厘米为座席宽度。

    A. 2　　　　　　　　B. 3　　　　　　　　C. 5　　　　　　　　D. 10

3. 与卧床相比，使用轮椅可以（　　　）。

    A. 提高呼吸功能　　　　　　　　B. 改善血液循环

    C. 增强膀胱的控制能力　　　　　D. 以上都是

4. 选择合适轮椅的原则（　　　）。

    A. 满足老年人的需求和环境条件　　B. 规格尺寸与使用者身材相适应

    C. 购买方便、价格合理　　　　　　D. 以上都是

5. 选择轮椅的方法是根据（　　　）进行选择。

    A. 使用者的功能状态　　　　　　B. 使用的环境

    C. 使用者的需求　　　　　　　　D. 以上都是

二、判断题（将判断结果填入括号中，正确的填"✓"，错误的填"✗"）

1. 使用轮椅的目的是为了减少老年人行走时间。（　　　）

2. 轮椅座位高度太低时坐骨结节承受的压力过大易引起压疮的出现。（　　　）

3. 轮椅若选择不当，可能引发二次伤害，如从轮椅上跌落、产生压疮、脊柱侧弯等。（　　　）

4. 为长期在户外活动的老年人选择轮椅时，应选择实心胎的轮椅。（　　　）

5. 电动轮椅比较适合认知功能比较差的老年人使用。（　　　）

任务 3　帮助老年人上下轮椅

在任务 2 学习内容基础上，本任务学习帮助老年人上下轮椅的相关知识及技能。

学 习 目 标

知识目标	知道轮椅的构造和保养方法； 知道轮椅的使用方法和注意事项。
技能目标	会帮助老年人上下轮椅。
态度目标	在操作过程中，具备爱心、耐心、细心，与老年人沟通时语气要温柔，语速缓慢，注意询问老年人的感受，仔细观察有无异常情况。

情 景 导 入

今天要用新买的轮椅带吴奶奶去花园里遛弯，作为吴奶奶的护理人员，怎样帮助吴奶奶上下轮椅，才能保证吴奶奶安全使用轮椅呢？

在老人上下轮椅时，极易发生摔倒，了解轮椅构造与使用方法有助于避免意外情况的发生。对于有转移困难的老人，更要注意上下轮椅时的技巧与方法，一方面保证老人安全，另一方面可以减轻护理人员的负担。

问 题 讨 论

1. 轮椅的构造有哪些？

2. 轮椅使用前要做哪些检查工作？

3. 轮椅常用的转移技术有哪些？

4. 老年人上下轮椅与坐上轮椅后，有哪些注意事项？

知 识 学 习

1. 轮椅的构造

普通轮椅一般由轮椅架、车轮、刹车装置及座靠四部分组成，如图 5-12 所示。

1）轮椅架

轮椅架是轮椅的核心结构，有固定式和折叠式两种形式。

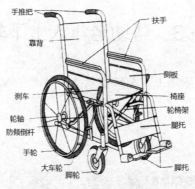

图 5-12　轮椅的构造

2）车轮

车轮包括一对大车轮和一对小脚轮。轮椅大车轮通常置于后轮，是轮椅的主要承重部位，大车轮上装有手推圈，小脚轮为万向轮，可自由转向。轮椅车轮轮胎有实心轮胎、充气轮胎两种类型。实心轮胎易推动，保养简单，但在不平路面震动大；充气轮胎有减震作用，在室外不平路面行驶平稳舒适，缺点是易破损。

3）刹车装置

轮椅的刹车装置分为行驶制动器和驻车制动器两种类型。行驶制动器多采用装在把手上的线闸使行驶中的轮椅停止或减速，用于护理者防止轮椅的向后滑动或减速。驻车制动器可避免轮子的滚动，将轮椅锁住无法转动，但并不避免轮椅的滑动，只是保持轮椅处于静止状态，不用作轮椅行驶时的停车装置。

4）座靠系统

座靠系统为使用者提供坐姿与体位支撑功能，包括轮椅的椅座、坐垫、靠背、扶手、腿托、脚托等部件。好的体位支撑对于老年人至关重要，特别是对于脊柱不稳或可能发生继发畸形的老年人。

2. 轮椅使用前的检查与保养

在轮椅使用前需检查各部件的螺丝是否松动；车轮运转是否正常，轮胎是否有气，是否四轮着地；座席、靠背、脚托等有无异常、出现破损的情况；车闸是否安全有效；折叠是否方便；电池的充电情况等。

平时保养时要定期给轴承等处加润滑油；清洁座席、靠背等。辐条、车轮以及轮胎的维修与更换可找自行车修理人员修理；若是轮椅架、扶手以及车闸等问题必须找专业人员进行修理。

3. 轮椅常用的转移技术

按照动作的独立程度可分为独立转移、部分帮助转移(辅助转移)和全部帮助转移（被动转移），帮助量的多少要根据老年人和帮助者的能力、体力、转移的距离和频率、认知能力以及两者之间的配合程度来决定。常见的转移技术有轮椅与床（马桶、座椅）之间的转移等，在书中前面章节已做过介绍。

操作步骤

1. 使用轮椅前需做的准备工作

步骤 1：护理员准备。室内温度、湿度适宜，通风良好，护理员洗手、穿戴整洁，避免过于宽松和不防滑的鞋子，整理室内杂物，做到行进通道通畅，无障碍物。

步骤 2：打开折叠轮椅。打开折叠轮椅时，双手放在轮椅两边的横杆上（扶手下方），向下用力即可，注意查看轮椅是否完全打开。

步骤 3：检查轮椅。先检查外观，手轮圈光滑无毛刺，车架对称稳固，扶手、脚踏板平整完好，座位和靠背绷布坚固。再进行稳定性检查，车轮同时着地，重心稳定。然后进行安全性检查，车闸、手刹制动快捷有效，各部件的螺丝无松动，身体靠在椅背上无后倾翻危险。最后做功能性检查，车轮回转灵活，轮胎气压符合标准。

2. 帮助老年人上轮椅

步骤 1：将轮椅尽可能放置于靠近床或椅子的位置，与床呈 30°～45° 角，压下刹车，抬起双侧脚踏板。

步骤 2：与老年人进行沟通交流，告知老年人即将进行的操作是什么，如："吴奶奶，我们坐上轮椅去花园里溜溜晒晒太阳吧，您慢慢地站起来，坐到轮椅上，我扶着您，您看轮椅很稳定，不会摔着的。"

对于有移动能力的老年人，可使用独立转移法，但要注意向老年人演示轮椅的安全稳定性，让其克服恐惧心理。对于只能短暂支撑站立或者不能站立但上肢支撑功能尚可的老年人，使用辅助转移；对于完全无法移动的老年人需要一人到两人进行被动转移。

步骤 3：护理员一手扶住轮椅，避免轮椅移动及倾倒，一手做出保护老年人的姿势，协助老年人坐到轮椅上。本案例中吴奶奶能够站立，可选用独立转移法，护理员在旁边保护。老人先站立，一手扶着轮椅的远侧扶手，再缓慢转身，坐到轮椅上，双脚适当调整位置。协助调整老人坐的位置，抬起臀部，使老年人臀部坐满椅面。帮助老年人放下一侧脚踏板，将脚放置于上，再放另一侧脚。

步骤4：轮椅上坐姿的检查。检查老人是否坐姿端正，两眼平视，双肩放松，上肢悬垂于腋中线或舒适的扶在扶手上；臀部要紧贴后靠背，两腿平行，双足间距与骨盆同宽，不偏向一侧，必要时使用靠垫、安全带进行保护。大小腿之间的角度在110°～130°，髋部与膝部处于同一高度。脚舒适的平放在脚托上，必要时使用脚踏环带固定，避免行进过程中脚脱出踏板。

3. 帮助老年人下轮椅

将轮椅推近床边（座椅），压下刹车，抬起双侧脚踏板，将老年人双脚平放在地面。做出保护姿势，保护老年人完成独立转移。

4. 老年人使用轮椅后需做的工作

步骤1：调整姿势，让老年人舒服地躺在床上休息。

步骤2：折叠收起轮椅。收起轮椅时，先将脚踏板翻起，然后双手握住坐垫前后两端，同时向上提拉。收起后放置于不妨碍行走的位置，若要放置于汽车后备厢，则需平放，轮椅上不可旋转其他东西。

步骤3：及时记录下出行情况及老年人的情绪、反应。最好在老年人休息之后进行一次简短、亲切的交谈，以了解老年人的感受和想法。

小贴士

在上下轮椅时需卸除轮椅桌板等附件，注意老年人身上的尿管、输液管等物品是否松动。

实 训 演 练

李爷爷，76岁，一个半月前因左侧脑出血导致右侧偏瘫，在医院治疗20天后转入××老年公寓。李爷爷痉挛较为严重，无法独立站起与行走，现需帮助李爷爷坐上轮椅外出治疗，作为护理员应该如何操作？

方法指导：针对李爷爷的情况，可按照上述方法进行操作，但需注意由于李爷爷无法完成独立转移动作，需使用辅助转移技术帮助其上下轮椅，可参照模块5任务5中的方法。

能力测评

对于本任务,可根据学生听课及帮助吴奶奶上下轮椅操作完成情况对学生进行测评。可从知识学习、技能要求和职业态度三个方面进行测评。

项　　目	测评标准		得分
知识学习 （20分）	是否认真听老师讲课（6分）		
	听课过程中有无提出问题（6分）		
	能否回答老师提出的问题（8分）		
技能要求 （50分）	操作是否 标准、规范 （40分）	操作前准备是否全面（4分）	
		轮椅检查是否全面（6分）	
		是否与老人沟通（6分）	
		是否能根据老人状态选择适当的上下轮椅的方法并操作（8分）	
		是否能随时询问老人感受（8分）	
		老人坐上轮椅后是否检查其坐姿摆位（5分）	
		是否能操作使用轮椅的其他附件（3分）	
	操作过程中有无发现或者提出问题（5分）		
	与同学、老师是否有互动（5分）		
职业态度 （30分）	操作前后是否洗手（5分）		
	与老人沟通时语气是否温柔,语速是否缓慢,吐字是否清晰（15分）		
	操作时动作是否柔和,是否有生拉硬拽（10分）		
总分(100分)			

课后练习题

一、选择题（选择一个正确的答案,并将相应的字母填入题内的括号中）

1. 轮椅的刹车装置一般包括（　　　）和驻车制动器。

　　A. 行驶制动器　　　　　　　　B. 停止制动器

　　C. 刹车　　　　　　　　　　　D. 以上都不是

2. 轮椅座靠系统包括（　　　）。

　　A. 座椅、靠背　　　　　　　　B. 腿托、脚托

　　C. 扶手　　　　　　　　　　　D. 以上都是

3. 实心轮胎的优点是（　　）。

    A. 易于推动，保养简单　　　　　　　B. 减震效果好

    C. 易于破损　　　　　　　　　　　　D. 以上都不是

4. 帮助老人从床转移到轮椅上时，轮椅应与床呈（　　）夹角。

    A. 30°～45°　　　　B. 50°　　　　C. 60°　　　　D. 20°

5. 轮椅的构造由（　　）组成。

    A. 轮椅架　　　B. 刹车装置　　　C. 车轮　　　D. 坐靠系统

    E. 以上都是

二、判断题（将判断结果填入括号中，正确的填"✓"，错误的填"✗"）

1. 老年人上轮椅前不需打开脚踏板。（　　）

2. 展开轮椅时，可用双手将扶手向下压以打开轮椅。（　　）

3. 老年人下轮椅时，可以不必压下刹车。（　　）

4. 轮椅前面的小脚轮一般为固定方向的轮子。（　　）

5. 老年人在上下轮椅时切忌踩踏脚踏板。（　　）

任务4　使用轮椅推行老年人

在前面任务2、任务3学习基础上，本任务将学习如何用轮椅推行老年人的相关知识及技能。

学 习 目 标

知识目标	知道在上下坡、上下台阶、上下楼梯时推行轮椅的要点。
技能目标	会在室内或室外各种场合中安全推行轮椅。
态度目标	在操作过程中，具备爱心、耐心、细心，与老年人沟通时语气要温柔，语速缓慢，注意询问老年人的感受，仔细观察有无异常情况。

情 景 导 入

吴奶奶坐上轮椅后，护理员推着吴奶奶打算去花园遛弯，但吴奶奶居住的楼前有坡道，花园中有台阶和几级楼梯，怎样帮助吴奶奶安全地在户外活动呢？

推行轮椅的过程中会遇到许多环境障碍,使用错误的方法推行易导致轮椅的倾倒,摔伤老人。本案例介绍面对不同的环境障碍不同的轮椅推行方法。

问题讨论

1. 推行轮椅上下坡道的方法一样吗?

2. 使用轮椅过程中,需要上下楼梯,应该如何处理?

3. 在推行过程中遇到小台阶怎么处理?

4. 长时间坐在轮椅上可能导致什么危害?如何避免?

知识学习

1. 推行轮椅上下坡

推轮椅上坡时一定要朝前方直行,下坡时最好让老年人面朝后,并控制好大车轮的速度。如图 5-13 所示。

2. 推行轮椅上下台阶

上台阶可以面向台阶,用脚踩下倾倒杆使脚轮离地,将脚轮放在台阶上,再用力上抬大车轮。也可把轮椅背向台阶,推轮椅者抬起脚轮,将轮椅退到台阶下,双手同时用力上提。下台阶可以面朝前方,先使轮椅后倾,抬起脚轮,然后边向后拉动轮椅边使大车轮慢慢落到地面,再放下脚轮。也可面朝后,即推轮椅者自己先下台阶,使轮椅缓慢倾斜从台阶上落下,再抬起脚轮向后方移动,使脚轮落到地面。如图 5-14 所示。

3. 推行轮椅上下楼梯

可使用各类上下楼梯机进行转移,也可在两个人控制轮椅的情况下,通过大轮的滚动进行转移。如图 5-15 所示。

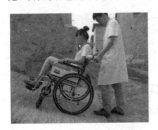 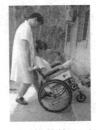 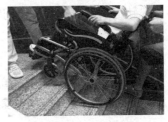

图 5-13　推轮椅上下坡　　图 5-14　推轮椅上下台阶　　图 5-15　推轮椅上下楼梯

操 作 步 骤

1. 推行前的准备工作

步骤 1：工作准备。室外温度适宜、空气良好；老年人身体情况允许，愿意配合，着装合体；护理员着装合体，必要时准备出行所用物品，如水杯、毛毯等。

步骤 2：检查老年人坐姿，松开刹车，推行。

2. 推行轮椅上下坡道

推轮椅上坡时，护理人员要保证轮椅平稳，双手紧握手推把缓慢用力，双臂屈曲，身体前倾，平稳向上推。

下坡时采用倒车下坡的方法，叮嘱老年人握紧两侧扶手，护理员紧握椅背把手，缓慢倒退行走，必要时可刹住把手上的线闸，保证老年人安全。

3. 推行轮椅上下台阶

上台阶时，脚踩轮椅后侧倾倒杆，抬起前轮，以后轮为支点，将前轮放上台阶，再以前轮为支点，向上抬起后轮，平稳地移上台阶。

下台阶时，采用倒退的方法，护理员叮嘱老年人握紧扶手，提起车把，缓慢将后轮移到台阶下，再以后轮为支点抬起前轮后撤，移到台阶下。

4. 推行轮椅上下楼梯

上楼梯时，先把轮椅推至楼梯口，背向楼梯；后倾轮椅，上方的推行者紧握手推把，另一人双手握住两侧的扶手前部下方，同时用力使轮椅在楼梯上逐级滚动。

下楼梯时，将轮椅正对楼梯，后倾轮椅并向前推到楼梯边缘，上方的推行者紧握手推把，另一人双手握住两侧的扶手前部下方，同时用力滑落。

5. 反馈

转运结束，护理员要询问老年人坐轮椅的感受，有无不适。

小贴士

老年人每次乘坐轮椅时间不可过长，每隔 30 分钟，护理员要协助老年人进行体位转换，避免产生压疮。天气寒冷时可用毛毯盖在老年人腿上保暖。

实训演练

　　两名学生一组，一名扮演无法自推轮椅的老人，另一名扮演护理人员在学校内进行推行训练。

　　方法指导：在现实环境中进行推行训练，可按照上述方法进行操作，但可能遇到更多的环境困难，如坡道斜率过大或过小，路面不平整，有无法躲避的障碍物，过高或较窄的台阶等等，或者在人员密集的地方进出狭窄通道、电梯等。需注意上述技巧的综合使用，必要时寻求帮助。

拓展学习

后退推行与翘起前轮的运用场合

　　后退推行与翘起前轮的操作是面对障碍路面时常用的方法，如在狭窄通道或电梯内无法完成轮椅的回转就只能采用后退推行的方式，遇到障碍物时采用翘起前轮的方式越过。但在进行这两项操作时要注意与老年人沟通，许多老年人有恐惧心理，需给予安慰并叮嘱老年人扶好扶手或用安全带进行固定。

能力测评

　　对于本任务，可根据学生操作轮椅及推行技巧进行测评。可从知识学习、技能要求和职业态度三个方面进行测评。

项　　目	测评标准		得分
知识学习 （20分）	是否认真听老师讲课（6分）		
	听课过程中有无提出问题（6分）		
	能否回答老师提出的问题（8分）		
技能要求 （50分）	操作是否 标准、规范 （40分）	操作前准备是否充分（5分）	
		轮椅上下坡操作是否正确（6分）	
		轮椅上下台阶操作是否正确（6分）	
		轮椅上下楼梯操作是否正确（6分）	
		是否能随时询问老人感受（5分）	

（续）

项　目	测评标准		得分
技能要求（50分）	操作是否标准、规范（40分）	老人坐上轮椅后是否适时为老人减压（6分） 是否能根据环境选择适合的推行方法（6分）	
	操作过程中有无发现或者提出问题（5分）		
	与同学、老师是否有互动（5分）		
职业态度（30分）	操作前后是否洗手（5分）		
	与老人沟通时语气是否温柔，语速是否缓慢，吐字是否清晰（15分）		
	操作时动作是否柔和，是否有生拉硬拽（10分）		
总分（100分）			

课后练习题

一、选择题（选择一个正确的答案，并将相应的字母填入题内的括号中）

1. 使用轮椅推老年人上坡时，老年人面向前进方向的（　　　）。

　　A. 正前方　　　　B. 后方　　　　C. 左侧面　　　　D. 右侧面

2. 护理员需要把轮椅的前脚轮翘起时用脚踩踏（　　　），同时双手向下压手推把。

　　A. 脚踏板　　　　B. 扶手　　　　C. 倾倒杆　　　　D. 以上都不是

3. 老年人每次乘坐轮椅时间不可过长，一般每隔（　　　）分钟，护理员要协助老年人进行体位转换。

　　A. 10　　　　　B. 20　　　　　C. 30　　　　　D. 15

4. 推行轮椅上坡的方法与推行轮椅下坡的方法（　　　）。

　　A. 相同　　　　B. 不同　　　　C. 类似　　　　D. 以上都不对

5. 推轮椅下台阶一般采用（　　　）推行的方法。

　　A. 倒退　　　　B. 正向　　　　C. 随意　　　　D. 以上都不对

二、判断题（将判断结果填入括号中，正确的填"✓"，错误的填"×"）

1. 使用轮椅推老年人下坡时，护理员最好是倒着推行轮椅。（　　　）

2. 使用轮椅推老年人进出电梯时护理员应背向电梯推行。（　　　）

3. 使用轮椅推老年人上台阶时，可以面向台阶，用脚踩下倾倒杆使脚轮离

地，将脚轮放在台阶上，再上抬大车轮。（　　）

4. 使用轮椅推老年人下台阶时，采用倒退的方法，护理员叮嘱老年人握紧扶手，提起车把，缓慢将后轮移到台阶下，再以后轮为支点抬起前轮后撤，移到台阶下。（　　）

任务 5　使用移位机转移老年人到轮椅上

移位机是用于帮助移动困难者进行体位转移的一种辅助器具。越来越多的家庭和养老机构引进移位机照顾行动不便的老年人。本任务介绍使用移位机转移老年人的方法。

学 习 目 标

知识目标	了解移位机的种类和构造； 知道移位机使用的方法和注意事项。
技能目标	会使用移位机帮助老年人完成从床到轮椅、马桶、浴缸的转移。
态度目标	在操作过程中，具备爱心、耐心、细心，与老年人沟通时语气要温柔，语速缓慢，注意询问老年人的感受，仔细观察有无异常情况。

情 景 导 入

赵奶奶，86 岁，因严重的类风湿性关节炎导致关节变形挛缩，长期卧床，不能自理，只有一名护理员照护其所有活动，赵奶奶体重较大，护理员长期帮助其转移导致腰肌受损，现院内新购入一台移位机，作为护理员应该如何操作，才能安全地将赵奶奶从床上移动到轮椅上？

护理员每天徒手将老人从床上抱至轮椅、厕所等地，腰背部长期负荷重压力大，导致腰背部严重伤害而无法继续从事护理工作的情况屡见不鲜，移位机的使用可有效预防和降低护理员腰背部的受伤，无论从经济上还是从护理员身体保护上都是有好处的。

问 题 讨 论

1. 什么样的老年人在什么情况下需要使用移位机转移？

2. 移位机的种类与构造有哪些？

3. 如何用移位机进行老年人转移？

4. 老年人使用移位机要注意哪些事项？

知 识 学 习

1. 移位机简介

移位机是一类用升降来帮助功能障碍者移动位置的辅助产品。目前常用的移位机有以下几种。

（1）带吊索座移动升降架，用于升降和自由移动一个坐位、半坐位和半卧位者的转移装置，支撑身体的部件由吊带构成。

（2）立式移动升降架，用于把一个人从坐位提升到站位的转移装置，并可自由移动到目的地。

（3）安装在墙上、地板、天花板上的固定升降架，又称轨道式移位机，升降移动一个人的转移装置，转移范围局限在系统内，由安装在固定范围的轨道、升降装置、牵引钩和吊带构成。

2. 什么情况的老年人需要用移位机转移

主要适用于重度肢体障碍者、辅助移动困难者、体重过大者的转移，可将老年人从床上移动到轮椅上或洗浴间、餐厅等处，可大大减轻护理人员的劳动强度。

3. 移位机的构造

以常用的带吊索座移动升降架为例，移位机的主要构造分为以下几个部分。如图 5-16 所示。

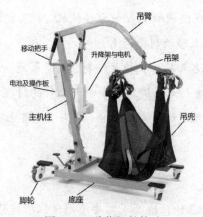

图 5-16 移位机的构造

（1）底座，可调节底座张开宽度，以适应不同的床下空间，脚轮可制动。

（2）主机柱，安装有升降架、电池、电机、移动把手、操作板等主要部件。

（3）吊臂，靠电动装置驱动升降。

（4）吊杆或吊架，悬挂吊兜的装置。

（5）吊兜，与人体接触支撑的界面，有多种形式与型号可供选择。

操 作 步 骤

1. 工作准备

步骤 1：确保室内温度、湿度适宜。

步骤 2：护理员要洗手、穿戴整洁，避免穿过于宽松和不防滑的鞋子，整理室内杂物，做到行进通道通畅、无障碍物。

步骤 3：检查移位机各部位，电池充电安装好，刹车可制动，吊架安装牢固。

2. 评估与沟通

步骤 1：护理员全面评估老年人身高、体重与疾病状态以及有无输液管与其他引流管路。

步骤 2：耐心向老年人解释转运目的及过程，取得老年人配合。尤其是部分老年人对吊兜及吊臂是否能承担自己的体重，升高时会不会摇晃，会不会摔下来心存疑虑，不愿配合，应耐心向老年人解释。

步骤 3：如是第一次使用，最好请另一名护理员配合向老年人进行演示，以打消其惧怕心理。

3. 固定移位机

步骤 1：调整移位机底座张开角度，降低吊臂。

步骤 2：将移位机尽可能推至老年人床旁。

步骤 3：将吊架位置调整到老年人头部的前方，制动车轮，固定移位机。

4. 固定吊兜

步骤 1：将护理床床头摇起使赵奶奶位于坐位或半躺位。

步骤 2：选择适合赵奶奶的吊兜（吊兜种类如图 5-17 所示），吊兜两脚向下，塞入赵奶奶背部底端，吊兜两脚交叉穿过老人两腿中间。

步骤 3：将吊兜 4 个吊环固定在吊架上，并固定好安全钮。

步骤 4：调整移位机位置，使吊臂升降时保持垂直。

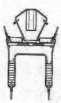

四点普通吊兜　　四点截肢者吊兜　　四点网状沐浴吊兜　　四点如厕吊兜

图 5-17　吊兜的种类

5. 升起老人

步骤 1：再次检查移位机刹车，确保固定。

步骤 2：护理员一手按电动上升按钮，一手扶住老年人背部，以确保在升起的过程中老年人没有拖弋摇晃的现象。

步骤 3：整个过程平稳缓慢地进行，并随时询问老年人情况，有无惊吓和不安，有无头晕，有无压力过大不舒服的地方。

步骤 4：升高至老年人臀部离开床面且高于轮椅面即可。

6. 转移

步骤 1：将移位机缓缓推离护理床，转向床边。

步骤 2：将轮椅靠近移位机，轮椅背与老年人后背处于同一平面，固定轮椅与移位机。

步骤 3：护理员一手按电动下降按钮，一手扶住老年人背部，以确保在下降的过程中老年人没有摇晃的现象。

步骤 4：适当调整老年人位置，使之背部紧靠轮椅背，下降至老年人可以完全坐满轮椅椅面。

步骤 5：卸下吊兜吊钩，升起吊臂，将吊兜从老年人身后撤出。

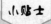

　　刚开始使用移位机时，可由两名护理员配合完成，在移位过程中，注意引流管的放置，注意选择适合的吊兜类型。

实训演练

　　孙爷爷，88 岁，肾衰竭，长期卧床，不能自理。孙爷爷住的套间中安装有轨道式移位机，作为护理员应该如何操作，能够帮助孙爷爷从床上转移到浴缸中进行洗浴？

方法指导：轨道式移位机与之前介绍的吊索座式移位机最大的不同，就在于升高老年人后的移动方式上，详细的操作过程请参见下面的"拓展学习"部分。

拓展学习

1. 轨道式移位机与吊索座式移位机的不同之处

（1）吊索座式移位机底座上安装有轮子，靠人工推动进行移动，可移动范围较广，但机器本身庞大，狭小空间如某些较小的卫生间不易进入，护理员推动需要花较大的力气，长距离推动最好由两名护理员共同完成。

（2）轨道式移位机主要依靠安装于天花板的轨道进行移动，适用于移动范围固定患者，如轨道安装在床与卫生间马桶、浴缸上方，便可完成在这三个常用空间内的转移，优点是占地小，操作简便。

2. 轨道式移位机的操作方法

针对孙爷爷的情况，在升降老人的过程中方法与吊索座式移位机基本一致，在移动到浴室的过程中，需注意保持老人平稳，到达浴缸后，在合适的位置将老人降下。具体方法如图 5-18 所示。

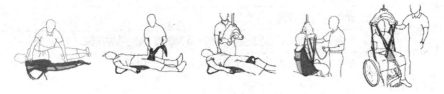

图 5-18　轨道式移位机的使用

（1）老人处于卧位，护理员将吊架沿轨道移动到老人胸部位置，将老人翻向一侧，把吊兜两脚一侧朝向老人脚侧塞入老人身下，吊兜两脚在老人双腿间交叉，将四个吊环固定在吊架上。

（2）护理员一手按电动上升按钮，一手扶住老人背部，保证老人平稳上升，直到老人离开床面。

（3）扶住老人转向轨道前进方向，按移动按钮，使老人缓慢沿轨道移动至浴缸上方。移动过程中注意轻扶老人，确保没有晃动，随时询问老人情况。

（4）将老人转向，使老人后背与浴缸靠背处于同一平面，缓缓下降，直至老人稳稳坐在浴缸中，背靠浴缸靠背。撤出吊兜，开始洗浴。

能 力 测 评

对于本任务，可根据学生听课及使用移位机操作完成情况对学生进行测评。可从知识学习、技能要求和职业态度三个方面进行测评。

项　　目	测评标准		得分
知识学习 （20分）	是否认真听老师讲课（6分）		
	听课过程中有无提出问题（6分）		
	能否回答老师提出的问题（8分）		
技能要求 （50分）	操作是否 标准、规范 （40分）	操作前准备是否充分（4分）	
		是否与老人沟通（6分）	
		是否正确固定吊兜与吊架（8分）	
		是否平稳升降老人（8分）	
		是否能随时询问老人感受（4分）	
		行进过程是否平稳（5分）	
		是否能正确选择吊兜（5分）	
	操作过程中有无发现或者提出问题（5分）		
	与同学、老师是否有互动（5分）		
职业态度 （30分）	操作前后是否洗手（5分）		
	与老人沟通时语气是否温柔，语速是否缓慢，吐字是否清晰（15分）		
	操作时动作是否柔和，是否有生拉硬拽（10分）		
总分（100分）			

课后练习题

一、选择题（选择一个正确的答案，并将相应的字母填入题内的括号中）

1. 移位机包括（　　　）。

　　A. 带吊索座移动升降架　　　　　B. 立式移动升降架

　　C. 轨道式移位机　　　　　　　　D. 以上都是

2. 移位机一般适用于（　　　）老年人。

　　A. 重度肢体障碍者　　　　　　　B. 辅助移动困难者

　　C. 体重过大者　　　　　　　　　D. 以上都是

3.（　　）不属于带吊索座移动升降架的构造。

　　A. 底座　　　　　　B. 主机柱　　　　　C. 吊兜　　　　　　D. 挡板

4. 轨道式移位机由（　　）组成。

　　A. 安装在固定范围的轨道　　　　B. 升降装置

　　C. 牵引钩和吊带　　　　　　　　D. 以上都是

5. 使用移位机转移老年人时，吊兜的两脚应（　　）。

　　A. 朝上　　　　　B. 朝下　　　　　C. 左侧面　　　　　D. 右侧面

二、判断题（将判断结果填入括号中，正确的填"✓"，错误的填"×"）

1. 使用移位机转移老年人时，将吊架位置调整到老年人头部的前方，制动车轮，固定移位机。（　　）

2. 使用移位机将老年人从床转移到轮椅上时，升高至老年人臀部离开床面且远高于轮椅面即可。（　　）

3. 在使用移位机升高老年人时，为了确保老年人没有摇晃感觉，护理员应用手扶住老年人的背部。（　　）

4. 使用移位机推行老年人时，行进速度应平稳。（　　）

5. 使用移位机转移老年人时，为了便于操作，将移位机尽可能推至老年人床旁。（　　）

任务 6　使用平板车转移搬运老年人

平板车常用于昏迷、急救、需要严格制动等老年人的转移，本任务介绍使用平板车转移搬运老年人的方法。

学习目标

知识目标	了解平板车的构造； 知道平板车使用的方法和注意事项。
技能目标	会使用平板车转运老年人。
态度目标	在操作过程中，具备爱心、耐心、细心，与老年人沟通时语气要温柔，语速缓慢，注意询问老年人的感受，仔细观察有无异常情况。

李奶奶，80 岁，可自由活动，但速度与稳定性较差，因痔疮需进行手术，现需将李奶奶推入手术室进行手术，作为护理员应该如何操作？

问 题 讨 论

1. 什么样的老年人需要使用平板车转移？

2. 平板车的构造有哪些？

3. 老年人使用平板车要注意哪些事项？

4. 如何用平板车进行老年人转移？

知 识 学 习

1. 平板车的构造

平板车是常用的医用转运工具，它的主要结构包括担架、护栏、输液架、车轮及制动装置等，如图 5-19 所示。

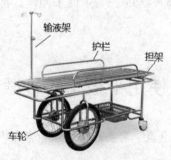

图 5-19　平板车的构造

2. 什么情况下需要用平板车转移

平板车主要适用于昏迷、手术前后、急救、需要严格制动或保持卧位等无法活动的老年人，在医院应用广泛。

3. 平板车转移的 4 种方法

1）挪动法

该方法适用于能在床上活动的老年人。护理员将平板车紧靠老年人床旁并制动车轮，协助老人按照上身、臀部、下肢的顺序挪动身体至平板车上，躺卧舒适。

下车时，挪动顺序为下肢、臀部、上身，注意制动车轮。

2）单人搬运法

该方法适用于体重较轻的，对制动要求不高的老年人。护理员将平板车推至床尾，制动车轮。护理员双手分别抱住老年人肩部和双腿，叮嘱老年人双手环抱护理员脖颈，护理员抱起老年人转身移步，将老年人轻放于平板车上，躺卧舒适。

3）两人或三人搬运法

该方法适用于体重较重，需要制动、无法活动的老年人，如图 5-20 所示。

两人搬运时，护理员甲托住老年人的肩和腰部，护理员乙托住老年人的臀部和腘窝，老年人身体侧向护理员侧，两人合力抬起，将老年人轻放于平板车上，躺卧舒适。

三人搬运时，护理员甲托住老年人的头和肩胛，护理员乙托住老年人的背部和臀部，护理员丙托住老年人的腘窝和腿部，老年人身体侧向护理员，三人合力抬起，将老年人轻放于平板车上，躺卧舒适。

4）转移板转移法

该方法适用于需要严格制动的老年人，如同 5-21 所示。两名护理员控制老年人的头肩、背部、臀部与下肢同时将卧床的老年人翻转向一侧，注意保持其脊柱固定，将转移板插入老年人身下（最少 1/2 处），同时放平老年人。平板车置于床旁，制动。一名或两名护理员握住转移板把手或拉带部位，同时施力将老年人抬起转移至平板车上。注意转移过程中，转移板保持水平状态。给老年人翻身，撤出转移板。

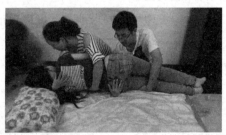
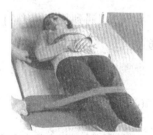

图 5-20　两人搬运　　　　　　　图 5-21　转移板搬运法

操作步骤

1. 工作准备

步骤 1：保证室内温度、湿度适宜，通风良好。

步骤2：护理员要洗手、穿戴整洁，避免穿过于宽松和不防滑的鞋子，整理室内杂物，做到行进通道通畅，无障碍物。

步骤3：检查平板车各部位，轮胎充气、护栏完好、刹车可制动、输液架固定牢固。

步骤4：必要时准备好毛毯、尿垫、转移板等。

2. 评估与沟通

步骤1：护理员全面评估老年人身高、体重与疾病状态，以及有无输液与其他引流管路。

步骤2：耐心向老年人解释转运目的及过程，取得老年人配合。

3. 固定平板车

护理员将平板车推至老年人床旁，制动车轮，固定平板车，放下护栏。

4. 转运老人

步骤1：协助李奶奶穿好衣服。

步骤2：由于李奶奶可自行活动，故确定采用挪动法。

步骤3：协助老人按照上身、臀部、下肢的顺序挪动身体至平板车上。

步骤4：调整姿势，使老人躺卧舒适，盖上毛毯。

步骤5：妥善安置好老年人的引流管。

5. 行进

步骤1：将平板车护栏抬起并固定，松开车轮制动。

步骤2：推车时护理员站在老年人头侧平稳行走。

步骤3：遇到拐弯、窄门、地面不平整时，护理员可要求他人帮助以保证安全通过。

步骤4：在整个过程中，护理员要随时询问老年人感受，观察病情。

小贴士

使用平板车转运老年人最好由两名护理员同时操作，搬运时注意动作轻稳，协调一致。对于不配合的老年人应采用适当的约束。

实训演练

王爷爷，76岁，一天前摔倒，拍片显示右侧股骨颈、腕骨、尺骨多处骨折，进行了简单的固定处理,制动骨折部位,现需将王爷爷推入手术室行骨折固定术,作为护理员应该如何操作将王爷爷推入手术室?

方法指导:针对王爷爷的情况,需注意其状态不仅无法配合护理员完成转移,而且肢体需要严格制动,避免骨折错位。所以应选择转移板法进行病床与平板车间的转移,具体操作方法如下。

（1）两名护理员控制老年人的右侧头肩、背部、臀部与下肢,注意避开骨折部位。

（2）将卧床的老年人翻转向左侧,注意保持其脊柱固定,将转移板插入老人身下 1/2 处,轻轻放平老人。

（3）平板车置于床旁,制动。

（4）两名护理员分别在床与平板车两侧,握住转移板把手,同时施力将老人抬起转移至平板车上。注意转移过程中,保持骨折固定处制动。

（5）给老人翻身向左侧,撤出转移板。

能 力 测 评

对于本任务,可根据学生听课及使用平板车操作完成情况对学生进行测评。可从知识学习、技能要求和职业态度三个方面进行测评。

项　目	测评标准	得分
知识学习 （20分）	是否认真听老师讲课（6分）	
	听课过程中有无提出问题（6分）	
	能否回答老师提出的问题（8分）	
技能要求 （50分）	操作前准备是否充分（4分）	
	是否与老人沟通（6分）	
	操作是否标准、规范（40分） 是否固定平板车（4分）	
	是否能根据老人状态选择适当的平板车转移的方法并操作（10分）	
	是否能随时询问老人感受（5分）	
	行进过程是否平稳（4分）	
	是否能操作使用平板车的其他附件（7分）	

（续）

项　目	测评标准	得分
技能要求（50分）	操作过程中有无发现或者提出问题（5分）	
	与同学、老师是否有互动（5分）	
职业态度（30分）	操作前后是否洗手（5分）	
	与老人沟通时语气是否温柔，语速是否缓慢，吐字是否清晰（15分）	
	操作时动作是否柔和，是否有生拉硬拽（10分）	
总分（100分）		

课后练习题

一、选择题（选择一个正确的答案，并将相应的字母填入题内的括号中）

1. 平板车一般由（　　　）构成。

　　A. 担架、护栏　　　　　　　　B. 输液架

　　C. 车轮、制动装置　　　　　　D. 以上都是

2. 平板车不适用于（　　　）老年人。

　　A. 昏迷　　　　　　　　　　　B. 需要严格制动

　　C. 急救　　　　　　　　　　　D. 能够行走

3. 两人搬运法搬运老年人时，一个护理员托住老年人的肩和腰部，另一护理员托住（　　　）。

　　A. 臀部和腘窝　　　B. 两腿　　　C. 腘窝和脚踝　　D. 以上都不对

4. 使用转移板将老年人转移到平板车上时，转移板至少插入老年人身下（　　　）。

　　A. 1/2　　　　　　　B. 1/3　　　　　　D. 1/4　　　　　　D. 1/5

二、判断题（将判断结果填入括号中，正确的填"√"，错误的填"×"）

1. 使用平板车转移的方法有挪动法、单人搬运法、两人或三人搬运法、转移板转移法。（　　　）

2. 两人搬运法适用于体重较轻的，对制动要求不高的老年人。（　　　）

3. 使用挪动法将老年人转移到平板车上时，按照上身、臀部、下置的顺序挪动老年人身体至平板车上。（　　　）

4. 平板车体积较大，在医院使用较少。（　　　）

5. 使用平板车转运老年人最好由两名护理员同时操作。（　　　）

练习题答案

模块 1

任务 1
答案：选择题　D　D　B　　　　　判断题　✓　✗　✗　✓

任务 2
答案：选择题　D　C　　　　　　　判断题　✓　✓　✗

任务 3
答案：选择题　D　A　A　　　　　判断题　✓　✗　✗

任务 4
答案：选择题　B　A　A　　　　　判断题　✓　✓　✓

任务 5
答案：选择题　B　A　A　　　　　判断题　✓　✓　✓　✓　✓

任务 6
答案：选择题　B　B　A　A　A　判断题　✓　✗　✓　✓　✗

任务 7
答案：选择题　D　A　D　　　　　判断题　✓　✓　✓　✓　✓

模块 2

任务 1
答案：选择题　A　A　A　　　　　判断题　✓　✓　✓　✓　✗

任务 2
答案：选择题　B　A　D　　　　　判断题　✓　✓　✓　✓　✓

任务 3
答案：选择题　B　A　A　　　　　判断题　✓　✗　✓　✓　✓

任务 4

答案：选择题　D　A　B　D　　　　判断题　✓　✓　✓　✓　✓

任务 5

答案：选择题　C　A　B　A　A　　　　判断题　×　×　✓　×　×

任务 6

答案：选择题　A　A　B　C　　　　判断题　×　✓　×　✓

模块 3

任务 1

答案：选择题　D　D　D　D　D　　　　判断题　✓　×　✓　✓　✓

任务 2

答案：选择题　A　A　C　　　　判断题　✓　✓　✓　✓

任务 3

答案：选择题　A　C　D　　　　判断题　✓　✓　✓

任务 4

答案：选择题　A　A　B　A　B　　　　判断题　✓　✓　✓　×　✓

任务 5

答案：选择题　B　A　A　A　D　　　　判断题　✓　✓　✓　×　✓

模块 4

任务 1

答案：选择题　D　D　D　B　A　　　　判断题　×　✓　×　✓　×

任务 2

答案：选择题　D　A　D　D　　　　判断题　✓　×　✓　✓　✓

任务 3

答案：选择题　D　B　D　D　D　　　　判断题　✓　×　✓　✓　×

模块 5

任务 1

答案：选择题　D　D　B　D　A　　　　判断题　✓　✓　×　×　✓

任务 2

答案：选择题　D　C　D　D　D　　　判断题　✗　✓　✓　✗　✗

任务 3

答案：选择题　A　D　A　A　E　　　判断题　✗　✗　✗　✗　✓

任务 4

答案：选择题　A　C　C　B　A　　　判断题　✓　✓　✓　✓

任务 5

答案：选择题　D　D　D　D　B　　　判断题　✓　✗　✓　✓　✓

任务 6

答案：选择题　D　D　A　A　　　　　判断题　✓　✗　✓　✗　✓

参考文献

[1] 何成奇，高强. 物理治疗室实训教程[M]. 西安：第四军医大学出版社，2012.

[2] 吴丽文，史学敏. 老年护理[M]. 第2版. 北京：科学出版社，2007.

[3] 齐素萍. 康复治疗技术[M]. 北京：中国中医药出版社，2006.

[4] 姚慧. 全方位养老照护指南[M]. 宁波：宁波出版社，2011.

[5] 董玉楠，冷秀兰，阮莉妮，等. 盆底功能康复治疗产后压力性尿失禁的研究观察[J]. 中外医学研究，2014，12（14）：1-2.

[6] 付克礼. 社区康复学[M]. 第2版. 北京：华夏出版社，2013.

[7] 黄晓琳，燕铁斌. 康复医学[M]. 第5版. 北京：人民卫生出版社，2013.

[8] 陈长香. 老年护理学[M]. 北京：人民卫生出版社，2011.

[9] 李高峰，朱图凌. 老年人辅助器具应用[M]. 北京：北京大学出版社，2013.

[10] 唐凤平. 老年护理学习指导与习题集[M]. 北京：人民卫生出版社，2011.